U0137473

项目支持

★ 2021年宁夏回族自治区研究生教育教学改革研究与实践项目、宁夏
 医科大学2021年校级研究生教育教学改革研究与实践项目
 （YJG202107）；宁夏医科大学医学类专业研究生课程《常用中医养生
 康复技术》建设

★ 2021年宁夏自然科学基金项目：基于肠道菌群紊乱调节对中医养生
 功法结合限食疗法治未病技术在糖尿病前期调控中的作用机制研究
 （2021AAC03132）

★ 2023年宁夏高等学校一流学科建设专项（中医学）（0019110305）

★ 2023年国家自然科学基金地区项目：传统运动联合能量限制调控肠
 道菌群改善肥胖型糖尿病前期糖脂代谢作用机制研究（82360967）

常用中医养生康复技术

主　审　李保有　马惠昇

主　编　郭建红　王俊磊　黄　辰

中国中医药出版社

·北　京·

图书在版编目（CIP）数据

常用中医养生康复技术／郭建红，王俊磊，黄辰主编．--北京：中国中医药出版社，2024.3
ISBN 978-7-5132-8633-6

Ⅰ.①常… Ⅱ.①郭… ②王… ③黄… Ⅲ.①养生（中医）-康复医学 Ⅳ.①R247.9

中国国家版本馆 CIP 数据核字（2024）第 014325 号

中国中医药出版社出版

北京经济技术开发区科创十三街 31 号院二区 8 号楼
邮政编码 100176
传真 010-64405721
河北品睿印刷有限公司印刷
各地新华书店经销

开本 880×1230 1/32 印张 9 字数 191 千字
2024 年 3 月第 1 版 2024 年 3 月第 1 次印刷
书号 ISBN 978-7-5132-8633-6

定价 58.00 元
网址 www.cptcm.com

服 务 热 线 010-64405510
购 书 热 线 010-89535836
维 权 打 假 010-64405753

微信服务号 zgzyycbs
微商城网址 https://kdt.im/LIdUGr
官 方 微 博 http://e.weibo.com/cptcm
天猫旗舰店网址 https://zgzyycbs.tmall.com

《常用中医养生康复技术》编委会

主　审　李保有　马惠昇

主　编　郭建红（宁夏医科大学）

　　　　　王俊磊（山东省泰山医院）

　　　　　黄　辰（宁夏中医医院暨中医研究院）

副主编　马　科（宁夏医科大学）

　　　　　马英锋（宁夏医科大学）

　　　　　燕晓雯（宁夏医科大学）

　　　　　华春雷（泰山护理职业学院）

　　　　　闫慧丽（宁夏医科大学）

　　　　　虎峻瑞（宁夏医科大学）

　　　　　司燕华（宁夏医科大学）

　　　　　马文英（宁夏医科大学）

编　委（以姓氏笔画为序）

　　　　　马海燕（宁夏医科大学）

　　　　　王晓翠（宁夏医科大学）

　　　　　邓浩辰（宁夏医科大学）

朱　颖（宁夏医科大学）

杨　青（宁夏医科大学）

张伟鹏（宁夏医科大学）

张昊东（宁夏医科大学）

张燕茹（宁夏医科大学）

陈佳鑫（宁夏医科大学）

赵振宁（宁夏医科大学）

姚亚飞（宁夏医科大学）

夏　铂（宁夏医科大学）

高玉杰（宁夏医科大学）

熊　健（北京市大兴区观音寺街道

社区卫生服务中心）

前　言

　　人民健康是民族昌盛和国家富强的重要标志，我国卫生健康事业取得显著成绩，医疗卫生服务水平大幅提高，居民主要健康指标总体优于中高收入国家平均水平。但伴随着我国经济的发展和人民生活水平的提高，人们的饮食结构和生活方式发生了很大的改变，这也给居民健康带来了很多问题，其中慢性病患病率及死亡率呈现明显上升趋势，已成为居民的主要死亡原因和疾病负担。据《"健康中国 2030"规划纲要》数据显示，目前，我国以心脑血管疾病、癌症、慢性呼吸系统疾病、糖尿病这四类疾病为代表的慢性非传染性疾病导致的死亡人数占总死亡人数的 88%，导致的疾病负担占总疾病负担的 70% 以上。就目前我国的现状来看，慢性病已是不容忽视的问题，预防和治疗慢性疾病也是刻不容缓的任务。健康与长寿，不仅是医学研究和卫生事业的主旋律，更是人人关心的热点问题。

　　中医养生康复技术是将中医适宜技术应用于养生保健与康复的医学技术。养生旨在强身健体、促进健康、预防疾病、延缓衰老，属于"治未病"的范畴；康复旨在最大限度地促进病残、伤残、慢性疾病患者身心功能的恢复，回归健康。虽然养生与康复所指略有不同，但从中医方法学角度来看，两者常用方法往往相同，均以中医适宜技术为基础，扩展中医养生康复技术应用范围对于提高人民健康水平至关重要。

本书所选中医实用技术力求精简而翔实，内容编写简明实用、易于掌握。本书共五章。第一章绪论，主要介绍中医养生康复的概念及特点、中医学生命观、健康的生命特征及中医治未病思想。第二章介绍中医养生康复的基本原则。第三章介绍经络与腧穴的基本知识。第四章介绍常用中医养生康复技术，包括中医心理干预技术、中医五音疗法、中医饮食五味养生、中医膏方、中医药酒技术、针刺技术、推拿技术、拔罐技术、艾灸技术、刮痧技术、针刺放血疗法、中医养生康复功法。第五章介绍常用中医养生康复技术应用，包括中医心理干预技术应用、常用中医膏方、常用中医药酒方、养生康复功法、头面部养生康复技术、颈肩部养生康复技术、胸部养生康复技术、腹部养生康复技术、背腰部养生康复技术、上肢部养生康复技术、下肢部养生康复技术。

由于时间紧迫，编者水平有限，若有疏漏不足之处，恳请读者在使用过程中提出宝贵意见，以便再版时修订完善。

郭建红

2023 年 12 月

目 录　　C O N T E N T S　>>>

第一章 绪 论

中医养生康复学是中医学的重要组成部分，其理论基础离不开中医学理论的指导。对中医养生康复学的深入理解与掌握，首先必须了解中医养生康复技术的概念及特点，认识人体的运行规律和人体生命活动，从中医养生学的角度认识疾病，并由此明晰中医养生康复技术的要旨及其基本原则。

第一节 中医养生康复的概念及特点

一、中医养生康复的概念

养生，古人也称之为摄生、保生、道生、卫生等。养生之"养"，含有保养、修养、培养、护养、调养、补养等意；"生"，就是指人的生命。概言之，养生就是保养人的生命，使人寿命更加长久，并且提高生活质量。有些人年纪轻轻就身患疾病，不得不每天寻求医治；有些人正值壮年，本应在事业上发光发热，却因身体的原因影响了自己的生活和工作；还有一些人年老后身体状况恶化，严重影响了生活质量，虽然有充足的时间，却无法享受生活，而是不断与各种不适作战。因此，养生应该贯穿于生前和生后、病前、病中和病后的全过程，它是让我们拥有美好生活的基础和保障。

康复，意为恢复健康，是指通过应用医学的方法和手段帮助病、伤、残者实现全面康复的目标，包括药物、手术、物理疗法等治疗手段。在功能障碍康复方面，西医学具有显著优势；在中医养生康复技术方面，不论是在功能障碍恢复还是慢性病康复方面都具有更大的优势。

中医养生康复技术是在中医理论指导下，根据人体生命活动和疾病变化规律，运用中医情志、中药、针灸、推拿、传统体育、传统养生功法、饮食、自然、传统物理疗法、娱乐等多种方法，研究调摄身心、养护生命、祛病延年，针对病残、伤残等病理特点进行辨证康复的综合应用技术。其中，养生的重点是针对无病及亚健康人群，康复的重点是针对伤残、功能障碍及慢性病、老年人群。

二、中医养生康复学的特点

中医学首先提倡养生长寿，其次才是疾病的治疗。除了预防疾病之外，中医养生学还研究延缓衰老、增强智力、调适心理、美容养颜、促进人类与自然及社会的协调能力等功能。与现代预防医学相比，中医养生学的内容更加广泛，技术更加多样，动机更加积极。养生理论与中国传统文化息息相关，更多地体现了人生的哲学与智慧，表达了中国传统文化博大精深的底蕴，在医家著作中往往最先述及，在中医学中占据重要地位。例如，《素问·四气调神大论》指出："是故圣人不治已病治未病，不治已乱治未乱，此之谓也。"

养生不仅适用于健康人群，也适用于亚健康状态乃至慢性病人群。中医康复学以其独特的康复理论和丰富多彩、简便而有效的康复手段，在康复领域发挥着不可替代的重要作用。中医康复学和现代康复医学在研究对象、康复原则和康复手段上有一定的共同之处，但二者各具特色，存在较大差异。现代康复学基于现代科学，特别在矫形和人工装置方面具有独特优势，能够有效修复患者的形体和功能缺陷。同时，现代康复学不断吸收现代科学成果，不断创新康复手段。现代康复技术应用更加规范化，更易于大范围推广。相比之下，中医康复学经历了几千年的发展，技术手段更加丰富多样，适用范围更广。但很多养生康复技术手段仅在较窄的范围内传承和应用，比如通过师徒或家族传承，并得到广泛推广应用。此外，一些技术可能已经面临失传的风险，需要继承和推广。

第二节 中医学生命观

生命观是人类对待自然界生命物体的一种态度，也是世界观的一部分，包括对人类自身生命的态度。中医学生命观从整体的角度来看，包括中医对生命起源及其生命活动的认识，其中，中医学生命观对生命活动的认识是通过引入气一元论和阴阳五行学说来进行阐释的。中医对生命起源及其生命活动的认识深受中国古典哲学思想及中国传统文化的影响。

一、中医精气神学说

中医学认为，精、气、神乃人体三宝，精充、气足、神全是人体健康的标志，其中精是有形的精微物质，人体一切可见的有形物质都可以归结于精的范畴。有形物质是生命体存在的基础，人体各种复杂功能的行使都需要以有形物质为基础。但有形物质的一切变化、反应都需要无形能量的支撑。无形能量在体内的正常运行是生命存在的标志与象征，古人早都发现了无形能量对于生命的重要性，他们指出"人活一口气"。在无形能量的气化作用下，体内物质与能量代谢才能正常进行，人体的体温、血压等基本生命指征才能保持正常。当生命体失去了无形能量的气化作用，能量与物质代谢都无法发生物理或化学反应，生命也会终止。气就是古人对无形能量的总称。古人不仅发现气的能量属性，还详细描述了人体之气的特点、分布。气这种无形能量有阴阳之分，阴性的能量具有趋下、静止、凝聚等作用，阳性的能量具有向上、运动、发散等作用。人体之气根据阴的多少或阳的多少分为太阳、阳明、少阳、太阴、少阴、厥阴。不同属性的能量分布、运行于不同的经络系统，汇集于不同的脏腑，就形成了奇经八脉系统、十二经脉及其络脉系统。古人对药物的认识也是基于气这种无形能量的阴阳属性，药物的四性也叫作四气，包括寒、热、温、凉，是指药物所含无形能量阴阳属性的多少。

无形能量——气在体内的运行，需要神的支配。正如《素问·上古天真论》中说："恬惔虚无，真气从之。"《素问·举痛论》曰："余知百病生于气也。怒则气上，喜则气缓，悲则气消，恐则气下，寒则气收，炅则气泄，惊则气乱，劳则气耗。"在内心平静的恬惔虚无状态，人体内气则气从以顺，各从其欲。但一旦因各种情绪及劳累、惊恐等刺激，人体内气分布就会受到干扰，内气的能量分布就会受到影响。无形能量是物质反应发生的条件，人体内无形能量——气的分布在体内发生改变，就会直接影响体内物质与能量代谢发生的条件。因此，在以意识为主导的情况下，人体内气的分布，即无形能量的分布，是影响精神与物质层面变化的决定性因素，也是心理对生理影响的重要原因。心理通过无形能量——气的分布直接影响生理变化。因此，精、气、神的相互作用是影响人体健康的主要因素之一。

二、基于气一元论对人体的认识

气是能量的载体，也是人体无形能量在经络系统中的运输形式。气一元论思想是中国传统文化最根本及最重要的思想，是贯穿中国传统学术发展的主要思想，对中医学的形成和发展产生了深刻的影响，奠定了中医学的物质基础理论。中国传统文化认为，气是构成世界的基本物质，它在中国古代哲学体系中被归纳为本体范畴，同时也被认为是一切变化的动因，所有事物联系的桥梁。"气"于自然、生命、认知中无所不在。对气——无形能量的认识，也是对中医深入认识的基础。

（一）气一元论思想

天地万物时刻都在不断运行，而这种运行需要能量的支持。如果失去能量，万物就会失去生机。人体也是如此，人体的每个器官、每个细胞都在不停地进行着各种物理和化学变化，这些变化都依赖能量的供应。人体本身就是能量的容器，糖、脂肪和蛋白质是人体内有形能量的三种主要储备形式。然而，这些有形能量的释放需要时间进行生化反应，而人体的各种反应则瞬息万变，因此需要储存大量能量的直接应用形式——无形的能量，而这种无形的能量的载体，被古人定义为"气"。

　　理解气一元论，首先应搞清楚气的概念与意义。《现代汉语词典》将"炁""氣"解释为气，因此现代用气代替"氣"与"炁"。古代这三个字读音都念"qì"，但所指其实不同。关于气的文字记载，最早见于甲骨文。《说文解字·气部》说："气，云气也，象形。"甲骨文中最早出现的这个"气"就是我们现在通常所说的气体之气。气字的写法与"云"的实体形状非常相像（图1-1）。所以最早的气，是古人观察到水汽上升聚而为云，气就是物质气态的意思。《现代汉语词典》将"氣"解释为气，认为是古文的不同写法，其实两字实有不同。《说文解字·米部》说："氣，馈客刍米也。从米，气声。"如果将"氣"理解为米，似乎不通，且发音为气。《康熙字典》里，对"氣"的解释引用了诸多文献，如《太极图说》记载"二氣交感，化生万物"；《文子·守弱篇》所载"形者，生之舍也。氣者，生之元也"等。"二氣交感，化生万物"中的"氣"特指阴阳之气。"形者，生之舍也。氣者，生之元也"中的"氣"并非指气体状态，而是指人体的本元物质——元氣。氣为米上之气，结合《说文解字》的解释"氣，馈客刍米也。从米，气声"，可以理解为，氣是人吃五谷后，化生而成的人体元氣。氣来源于五谷，也就是"馈客刍米"。根据中医学理论，人体饮食五谷后，经过胃的腐熟，最终由脾运化为人体之气，因此脾为人体出生后的后天之本，为人体出生后气血来源之本。综上所述，"氣"，古人特指来源于五谷的人体元氣。《说文解字》中未收录"炁"字。"炁"的上半部是"无"的古字，下面四点即是"火"字的假借，火是一种能量的象征，代表的有可能是无形而有能量的意思。《太玄真一本际经》第三卷有"修习静定，专炁柔软"，道家引用了似有似无的"炁"，来比喻出生之时就有，可以通过修炼来强化的"炁"。

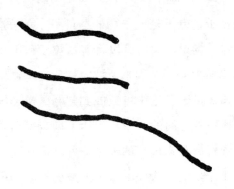

图 1-1　气字的象形

可以看出，在古代，"气"多指气体之气，如呼吸之气；"氣"则特指来源于饮食水谷的人体之"氣"；而炁则是指存在于天地之间，六合之内，与人体相通的先天之"炁"。在实际应用中，氣与炁常通用。对于中医学中气的概念，应取后两个字的意义，即气是能量的载体。

（二）气一元论思想对中医基础理论的认识

气是运动着的、极精微的物质。气存在于人体，运行于脏腑、经络、九窍、十二节之中。"气"的本质问题，不仅是困扰中医学术界的一个重要问题，也是中医科学性不被认可的根本原因。正因为"气"的概念得不到现代科学的解释，才被认为只是一种哲学概念。建立于"气"概念之上的"阴阳五行"学说也被认为仅仅是一种哲学思想。"气"是否具有物质实质属性，现代微观物理学的研究带给我们新的探寻途径。现代量子场理论认为，经典场在量子化之后变为多粒子体系，而这些粒子就是场量子。经典场经过量子化成为多粒子体系，这就是场在量子化后呈现的明显的粒子性，这粒子叫作场量子。光子是电磁场的场量子，电子是电子场的场量子，介子是介子场的场量子。通过量子场论，我们可以将实物粒子和场（例如光和辐射）这两种物质形态统一起来。波粒二象性是物质在微观领域的基本特性，在量子场论中可以找到解释。量子场论揭示了量子现象与经典极限之间的联系，表达了微观运动和统计规律的关系。基于现代微观物理学的理论，可以将"气"看作一种场量子，而人体存在于由这种场量子形成的能量场中。这种能量场由于"气"的阴阳不同属性，而有阴阳、五行属性的不同，对人体能量场阴阳平衡进行调节，就可以直接治疗疾病。因此，通过对"气"及气构成的人体场的研究，可能是中医理论科学性研究的途径。而基于气之能量阴阳属性之上的五行理论也很好理解，五行就是阴阳属性的进一步细化。

（三）气一元论思想对人体的认识

气在人体中并不是杂乱无章、随意分布的，它在人体内有着规律的分布和运行方式。人体的经络系统是古人总结出的气作为能量载体在人体内分布和运行的规律。能量具有两种不同的性质，即阴与阳。在这两种能量的相互作用下，才有白天与黑夜以及四季的交替。人体的能量也遵循类似的原则，阳气主升主动，阴气主降主静。人体的能量与天地的能量相通，因此在白天人们需要多活动，在夜间则需要多休息，这也是天人相应的基础。中医学提出的"孤阴不生，独阳不长"观点，正是阴与阳互根互用、相互依存关系的体现。人体健康需要这两种能量相互平衡，正所谓"阳化气，阴成形"，只有这样，人体才能保持旺盛的生机。

当阳气过盛、阴不能敛时，人体就会表现出好动、易上火、发炎、出血、皮肤溃烂等问题；当阴气过盛、阳不能助时，人体就会出现慵懒、风寒湿邪易感、肠胃蠕动能力下降、血液凝滞、嗜睡、聚而为瘤等现象。古人对人体气之阴阳能量属性高度重视，在《素问·阴阳应象大论》中指出："阴阳者，天地之道也，万物之纲纪，变化之父母，生杀之本始，神明之府也。"

气运行于人体经络系统中，因此人体无形能量的运行与分布遵循经络系统的规律。古人根据人体气能量运行通道及阴阳能量的多少，将人体能量细分为阳明、太阳、少阳、太阴、少阴、厥阴等。脏腑是人体能量的集中区域，因此人体十二经脉分别络属于不同脏腑，络脉则是人体能量分布的分支，通过浮络、孙络等将人体能量分布于全身各个组织和细胞。上、中、下丹田是人体能量的又一个集中区域，奇经八脉则是人体能量的另一种分布方式。而药物之所以有不同的归经，就在于药物性味等能量阴阳属性的不同，阴阳属性不同，被人体消化吸收后产生的气这一无形能量物质就会进入人体不同经络系统。

三、基于中医整体观念的中医学生命观

（一）人与自然的统一性

人来源于自然，是自然的产物，自然环境的变化与人体健康息息相关。人呼吸的空气、饮用的水、吃的食物等无不来源于自然。人与自然，不仅存在着有形物质的依存关系，还存在

着无形能量的依存关系，两者对人体的健康同样重要，而后者往往为我们所忽视。《素问·宝命全形论》："人以天地之气生，四时之法成。"人是在天地能量作用下，孕育而成的集精、气、神一体的特殊生物。随着一年四季和一天不同时间的变化，天地能量的分布也会不一样。人体需要这些不同的能量分布调整自己的作息规律，这样才能够与天地相应，健康长寿。

人体的许多生理反应与自然能量的变化是相呼应的。举例来说，旅行时由于时差的原因可能会导致失眠。调整时差的一个有效方法是在白天多晒太阳。这是因为夜晚缺少光亮，导致褪黑素分泌增多，使人容易进入睡眠状态。但是由于时差的影响，褪黑素的分泌仍然按照原本的生物钟进行，即在白天分泌过多，在晚上则不能正常分泌，导致无法适应当地的时间，无法保持规律的睡眠。而通过白天多晒太阳，增加光线的强度，可以减少不睡觉时褪黑素的分泌量；晚上则由于缺少亮光而正常分泌褪黑素，从而调整时差引起的失眠问题。

人类是自然界的一部分，与自然界共同构成一个整体。人类与自然界相互依存，这种依存关系不仅基于物质层面，还包括能量系统上的依存关系。任何人都不可能独立于自然环境而生存。

（二）物质与能量的统一性

阳化气，阴成形。物质与能量是构成人体的两大要素。天之阳气化而为气，地之阴气化而为形，人正是天地之气交感，物质与能量汇集而成的生物。正如《素问·宝命全形论》所说："天地合气，命之曰人。"物质是能量的载体，失去物质能量就不能发挥任何作用。物质的固、液、气态等不同存在形式是由能量决定的。物质的物理运动是在能量推动下实现的，而物质之间的各种化学反应，是在能量的作用下发生的。可以说，没有能量，物质就失去了存在的意义。因此，物质与能量是相互依存、互不可分、相互为用的事物的两个方面。如人体有糖、脂肪、蛋白质这三种主要的能量物质，但他们只是能量的储存形式，不是直接可利用的形式。一个缺乏生机的人无法利用这三种能量物质。问题在于没有生命活力的人已经失去了生命能量的直接应用形式——气。因此，他们无法通过无形的能量来支配人体的任何活动。这三种能量物质释放能量需要在无形的能量作用下的生化反应才能实现。也就是说，能量作用于物质，物质才能发挥各种功能。只有当人体具备能量的直接利用形式——气，才能成为一个有生命力、能够正常行使各种功能的人。因此，"意到气到"，意味着人体的意识虽然不能直接支配有形的物质，却可以支配自身能量的分布，进而支配有形物质的各种物理与化学变化。实际上，"意到气到"是人的显意识支配人体一切活动的前提。例如，当人想要动手时，手能够立即活动，是因为意识在支配人体无形能量的分布，从而推动了肢体的活动。完成这个动作的过程可以这样解读：当人想动手时，人体接收到信息后，三种能量物质即刻释放能量，然后这些能量推动手的运动，手就动了。理论上，从想动手到真正动手应该出现一段时间的停顿，但实际上人在完成这个动作时并没有停顿，这是因为意识直接调控了人体大量无形能量（气）的分布，从而推动了肢体的运动。

（三）心与身的统一性

人体自身是一个整体，身与心是这个整体密不可分的两部分。身与心的统一性是物质与能量统一性的表现形式。人的身体是物质的集合，心神通过气（能量系统）的支配，人体才能够完成一切物理活动和内部的各种生化反应。人在轻松愉悦的状态下，能量分布是最平衡的，各种生化反应和代谢物与内分泌也是最正常的状态。

古人早就认识到这一现象，在《素问·上古天真论》中就提出了"恬惔虚无，真气从之，精神内守，病安从来"的说法，认为只有在恬惔虚无的状态下，人体能量载体气的分布才是各从其顺的，人体也才能处于最佳的身体状态，就不会生病。心神安定，心理状态稳定，人体之气就会处于阴阳平衡、阴平阳秘的状态，这时人体能量系统是最平衡稳定的，这时候人就不容易生病，长期如此，人就可以长寿。《素问·灵兰秘典论》中说："心者，君主之官也，神明出焉。""凡此十二官者，不得相失也。故主明则下安，以此养生则寿，殁世不殆，以为天下则大昌。主不明则十二官危，使道闭塞而不通，形乃大伤，以此养生则殃，以为天下者，其宗大危，戒之戒之。""恍惚之数，生于毫厘，毫厘之数，起于度量，千之万之，可以益大，推之大之，其形乃制。"这些论述指出了心神对身体的重要性。心神安定是人体能量系统的平衡基础，脏腑是经络系统的所属与所络，也是能量的集中场所。能量失衡，直接影响脏腑系统的平衡与功能。所以心神不安定，则五脏六腑功能会受到扰乱。中国历代养生大家最重视调养心神。清代医家黄凯钧在《友渔斋医话》中提出"一少思虑以养心气，二莫嗔怒以养肝气"的养气论，也是基于心神对五脏之能量平衡的影响。《医说·养生修养调摄·孙真人养生杂诀》中记录了孙思邈提出的养生十二少："故善摄生者，常少思、少念、少欲、少事、少语、少笑、少愁、少乐、少喜、少怒、少好、少恶，此十二少者，养性之都契也。"这些大家都是高度重视心神安定在养生长寿中的作用。相反，心理活动异常可引起疾病。《素问·阴阳应象大论》中关于喜伤心、怒伤肝、思伤脾、悲伤肺、恐伤肾、惊伤心胆等的论述，就是古人对七情过度损伤身体的总结。《素问·生气通天论》指出："大怒则形气绝，而血菀于上，使人薄厥。"《医说·养生修养调摄·孙真人十二多》记载："多思则神殆，多念则志散，多欲则志昏，多事则形劳，多语则气乏，多笑则脏伤，多愁则心慑，多乐则语溢，多喜则志错昏乱，多怒则百脉不定，多好则专迷不理，多恶则憔悴无欢。"说明不良的心理活动对人体健康的危害。不同情绪状态，使人体气的能量分布改变，引起人体不同的生物反应，产生不同的代谢物。现代研究证实，唾液皮质醇的分泌受情绪影响。从心身相关关系的阴阳属性来说，心属人体之阳，身属人体之阴，只有阴阳平衡，才是健康的人。健康的人既包括身体的健康，也包括健康的心理状态。

四、中医学对人类寿命的认识

《黄帝内经》对人的生命过程描述极为详细，指出人体能量载体——气之盛衰是决定人类寿命的主要影响因素。《素问·上古天真论》中说："女子七岁，肾气盛，齿更，发长。二七，而天癸至，任脉通，太冲脉盛，月事以时下，故有子。三七，肾气平均，故真牙生而长极。四七，筋骨坚，发长极，身体盛壮。五七，阳明脉衰，面始焦，发始堕。六七，三阳脉衰于上，面皆焦，发始白。七七，任脉虚，太冲脉衰少，天癸竭，地道不通，故形坏而无子也。""丈夫八岁，肾气实，发长，齿更。二八，肾气盛，天癸至，精气溢泻，阴阳和，故能有子。三八，肾气平均，筋骨劲强，故真牙生而长极。四八，筋骨隆盛，肌肉满壮。五八，肾气衰，发堕齿槁。六八，阳气衰竭于上，面焦，发鬓须白。七八，肝气衰，筋不能动，天癸竭，精少，肾脏衰，形体皆极。八八，则齿发去。"可见人的生长衰老受人体经络脏腑之气血的影响。只有人体生命能量充足，人体机能才能保持良好状态。脏腑为十二经脉之所归（所属与所络），而十二经脉又为人体之气运行的主要通道，故而脏腑为人体生命能量的聚集点。人出生后，身体机能由充盛到衰老，是由人体之气的盛衰决定的。

《灵枢·天年》进一步对人的寿命以十岁为期进行总结："人生十岁，五脏始定，血气已通，其气在下，故好走。二十岁，血气始盛，肌肉方长，故好趋。三十岁，五脏大定，肌肉坚固，血脉盛满，故好步。四十岁，五脏六腑十二经脉皆大盛以平定，腠理始疏，荣华颓落，发颇斑白，平盛不摇，故好坐。五十岁，肝气始衰，肝叶始薄，胆汁始减，目始不明。六十岁，心气始衰，苦忧悲，血气懈惰，故好卧。七十岁，脾气虚，皮肤枯。八十岁，肺气衰，魄离，故言善误。九十岁，肾气焦，四脏经脉空虚。百岁，五脏皆虚，神气皆去，形骸独居而终矣。"此处对人体寿命长短、机能保持的总结，仍然是以人体能量系统的充盛为基础。例如肝气、心气、脾气、肺气、肾气等的描述，就是指五脏六腑的能量，可见，人体能量系统对人体健康和寿命至关重要，甚至起着决定性的作用。

体质很好的人气脉畅通，生命能量充足，则身体康健；随着年纪增大，生命能量也会慢慢减弱。一般人即使体质一般，如果善于养生，也可延缓衰老进程。《素问·上古天真论》开篇曰："上古之人，其知道者，法于阴阳，和于术数，食饮有节，起居有常，不妄作劳，故能形与神俱，而尽终其天年，度百岁乃去。今时之人不然也，以酒为浆，以妄为常，醉以入房，以欲竭其精，以耗散其真，不知持满，不时御神，务快其心，逆于生乐，起居无节，故半百而衰也。"文末又提出："其次有圣人者，处天地之和，从八风之理，适嗜欲于世俗之间，无恚嗔之心，行不欲离于世，被服章，举不欲观于俗，外不劳形于事，内无思想之患，以恬愉为务，以自得为功，形体不敝，精神不散，亦可以百数。""其次有贤人者，法则天地，象似日月，辨列星辰，逆从阴阳，分别四时，将从上古，合同于道，亦可使益寿，而有极时。"可见，人的生活习惯、起居劳欲、精神思想对人的寿命都有决定性的影响。人的体质是先天决定的，不可改变，但可以通过改变自己的生活习惯、行为方式，甚至调节精神心性等来决定自己的健康状况。

现代生物学研究证实，哺乳动物的寿命是其生长期的 5 ~ 7倍。人的生长期是以最后一颗牙齿长出来的时间（20 ~ 25 岁）来计算，因此人的寿命应该是 120 岁。生物的最高寿命为性成熟期的 8 ~ 10 倍，人类的性成熟期为 14 ~ 15 岁，按此推算，人类的最高自然寿命应是 112 ~ 150 岁。根据细胞传代次数来推算，人体细胞体外分裂传代 50 次左右，按平均每次分裂周期2.4 年推算，人类的平均寿命应是 120 岁。考虑外界环境因素及心理等因素对人寿命的影响，人类的实际寿命短于理想寿命。

《内经》记载人的自然寿命与现代研究结果基本相符。

第三节　健康的生命特征

健康人的生命状态既包括生理健康，也包括心理健康。只有身心健康，才是真正健康的生命特征。

一、健康的生理特征

1. 形体壮实，比例恰当

体格壮实，不肥胖，不消瘦，皮肤润泽，肌腠致密，是脏腑气血功能旺盛的表现。

2. 面色红润，须发润泽

面色是脏腑气血之外荣，面色红润是五脏气血旺盛的表现。发为血之余，又赖肾精充养，须发润泽反映了肝血肾精的充足。

3. 牙齿坚固，腰腿灵便

齿为骨之余，骨为肾所主，牙齿坚固是肾精充盈的表现。肝主筋、肾主骨，腰为肾之府，肾精充足则腰强膝健，肝血充盈、筋脉通利则腿脚轻便。

4. 双耳聪敏，眼睛有神

肾开窍于耳，手足少阳经脉分布于耳，耳为宗脉所聚，故耳之聪敏反映肝、胆、肾、三焦等脏腑功能的正常。《灵枢·大惑论》说："五脏六腑之精气，皆上注于目而为之精。"可见两目神光充沛，精神内涵是五脏精气充足之象。

5. 呼吸从容，声音洪亮

呼吸既关乎肺，亦关乎肾。呼吸从容不迫，和缓均匀，既反映肺主气、司呼吸功能的正常；亦反映肾气充足，纳气归元的功能正常。声音洪亮是宗气充足的外在表现。

6. 食欲正常，二便通利

食欲的正常与否直接关系到脾胃功能的盛衰，脾胃乃后天之本，气血生化之源，食欲正常是身体功能健康的反映。二便通畅是人体新陈代谢功能正常表现，反映脏腑功能的调畅。

7. 舌态正常，脉象匀缓

从中医特有的舌象和脉象来考察，正常健康人的舌象：舌体柔软灵活，舌色淡红明润，舌苔薄白均匀，苔质干湿适中。正常的脉象：从容和缓，节律一致，力度适中。它反映出机体的气血充盈，功能健旺，阴阳平衡。

二、健康的心理特征

1. 充足的安全感

充足的安全感是心理健康的基础。短期缺乏安全感，人的情绪会变得不稳定，做事不踏实，呼吸不平稳，心慌意乱，甚至影响睡眠、饮食等各个方面。长期缺乏安全感，会出现魂不守舍，严重的会出现抑郁、焦虑等，甚至产生器质性病变。

2. 精神愉悦，情绪稳定

精神愉快，七情和调，反映了脏腑功能的良好状态，是健康的重要标志。《素问·举痛论》说："喜则气和志达，荣卫通利。"

3. 合理控制情绪

生活中能够控制自己的不良情绪，及时释放生活、工作中的各种压力。同时注意不良情绪发泄的方式与场合，不因不良情绪的发泄产生人际交往等问题。

4. 思维清晰，记忆良好

肾藏精，精生髓，而"脑为髓海"，思维清晰，记忆力强是髓海充盈的表现。

5. 人际关系和谐

人际关系有正向积极和负向消极之分。人际关系的协调能使心理健康发展。保持正常的人际关系，为他人所理解，为大家所接受，这是人类心智完善的表现。

6. 个性和谐，适应社会

随着年龄的增加，人的体力、精力会慢慢减退，对新鲜事物的接受程度会慢慢下降。保持性格、能力、气质与兴趣等的和谐统一，让自己更加完整独立。能适应复杂的社会环境变化，也是心理健康的重要标志。

第四节　中医治未病思想

一、治未病的内涵

"治未病"首见于《黄帝内经》，是中医学重要的防治思想。《灵枢·逆顺》曰："上工刺其未生者也，其次刺其未盛者也，其次刺其已衰者也……故曰：上工治未病，不治已病。此之谓也。"《备急千金要方·论诊候》曰："上医医未病之病，中医医欲病之病，下医医已病之病。""未病"指"病前状态"。包括两种情况：第一种是病象未充分显露的隐潜阶段，在外象上无征象可察；第二种是已病情况下，与已病部位相关的脏器已处在"病前状态"。《难经·七十七难》从另一角度对"未病"的含义作了阐述:"治未病者,见肝之病,则知肝当传之于脾,故先实其脾气,无令得受肝之邪,故曰治未病焉。"用"肝病传脾"描述了疾病发生、传变的规律,并指出当"刺其未生者"。在治"已病"的同时,须尽早采取有效措施阻断其传变发展,以防止出现并发疾病。对此《金匮要略·脏腑经络先后病脉证》也有"知肝传脾,当先实脾"的认识。所以可通过脏腑之间的相互关系及五行生克关系来发现"未病"可能出现的趋势,并给予及时的调摄和治疗。后世医家如清代叶天士治疗温病提出"先安未受邪之地"的理论,今人姜春华在临床实践中总结出"截断理论"等,均能有效地防止某些疾病的传变和发展,达到"未病先防"的目的。但对于多数尚未出现明显不适且又无征象可辨的"未病",中医学称其为"平人"。"平人"平时应注重养生和预防,以防患于未然。这些论述旨在告诫医生,治病的上策应该是高度重视"病前状态",尤其要在病象未充分显露的隐潜阶段,及时发现并给予必要的调摄和治疗,使"病前状态"向健康方向转化,阻止向疾病方向发展。这是中医学治未病的思想精髓。

治未病是人类为了生存,在与外界环境作斗争的生产、生活实践中总结出来的。如从远古时代的"构木为巢,以避群害""钻燧取火以化腥臊",到神农"尝百草,始有医药"。又如,殷墟出土的文物记载了当时的人们已经知道防虫、排水、清扫等卫生措施。《尚书·说命中》提出:"惟事事,乃其有备,有备无患。"说明当时的人们已经认识到预防的重要性。《庄子·内篇·齐物论》中记载西周时人们已认识到气候异常可导致疫病流行，长居湿地会发生腰疾。《管子·内业》中提出"忧郁生疾"；以及《吕氏春秋·仲春记》中"百病怒起"的记载，均说明气候、居处环境、情志等是导致疫病发生的原因。《素问·四气调神大论》中明确提出"圣人不治已病治未病，不治已乱治未乱……病已成而后药之，乱已成而后治之，譬犹渴而穿井，斗而铸锥，不亦晚乎"的治未病思想，说明在《黄帝内经》时代，已十分重视未病先防。此后，历代医家对中医治未病理论从不同角度进行了研究和阐发。治未病内涵和具体应用主要包括未病先防、既病防变和病后防复三个方面。"未病"不仅是指机体处于尚未发生疾病时段的状态，亦包括疾病在动态变化中可能出现的趋向和未来时段可能表现出的状态，包括疾病微而未显（隐而未现）、显而未成（有轻微表现）、成而未发（有明显表现）、发而未传（有典型表现）、传而未变（有恶化表现）、变而未果（表现出愈或坏、生或死的紧急关头）的全过程。

二、治未病的思想与中医养生康复理念

治未病这种防患于未然、预防为主的思想最早可以追溯到殷商时代。《左传·襄公十一年》中说："思则有备，有备无患。"春秋时代的管仲在《管子·牧民》中曰："惟有道者，能备患于未形也，故祸不萌。"《国语·楚语下》曰："夫谁无疾眚，能者早除之。"《易经》《老子》《孙子兵法》《淮南子》等也蕴含着大量治未病的思想。《周易》云："水在火上，既济；君子以思患而预防之。"这些防患于未然的预防思想，是中医治未病理论的萌芽。

1. 有病早治，防其传变

一切疾病都应早期诊断、及早治疗、防止恶化、止病于萌芽阶段。《素问·八正神明论》说："上工救其萌芽……下工救其已成，救其已败。"所以要抓住时机，确定病因、病位、病性，早期治疗，防止疾病传变。《素问·阴阳应象大论》曰："故邪风之至，疾如风雨。故善治者，治皮毛，其次治肌肤，其次治筋脉，其次治六腑，其次治五脏。治五脏者，半死半生也。"说明早期发现和早期治疗的重要意义。《黄帝内经》以五行学说说明在病理情况下脏腑之间的互相影响，在治疗时，除对本病进行处理外，还应根据五行的生克乘侮规律，调整各脏器之间的相互关系。如太过者（肥胖、高血糖、水肿、邪实等），调之、泻之（减肥，降糖，燥湿，消肿，攻邪）；不及者（气虚体弱），和之、补之（调气补虚），以祛邪扶正，控制其传变，有利于保持较好的肾功能。肾脏病一旦进入肾功能不全期，如果治疗不当，其恶化速度很快，这时治疗的目的在于防止恶化，以期延缓肾功能衰竭，在治疗时更应贯彻治未病的思想。

2. 已病调养

在疾病发生、发展过程中，由致病因素引起的各种病理损害和人体正邪相争的矛盾斗争贯穿始终。正气即机体的调节机能和防御机能，其强弱不仅取决于遗传的因素，还与人的心理、精神状态、生活环境、起居饮食和运动等因素有关。对于任何疾病的调摄都应从顾护正气的角度出发，以期正气旺盛，驱邪外出。既病防传、已病调养都是治未病的内涵，所以要结合疾病自身的特点，从饮食、劳逸、情志等方面进行调摄，以达到辅助药物治疗的目的。

3. 欲病救萌，防微杜渐

"上工救其萌芽"（《素问·八正神明论》），"早遏其路"（《素问·离合真邪论》），就是说疾病虽未发生，但已有先兆，或处于萌芽状态，应积极调治，防止疾病的发生，这也属于未病先防的内容。《素问·刺热》说："病虽未发，见赤色者刺之，名曰治未病。"临床许多疾病有先兆症状，只要及时发现，采取治疗措施，就能避免疾病产生或危重症的发生。如上呼吸道化脓性感染、化脓性皮肤病可导致肾炎的发生，应及时治疗，并行尿液检查；若有血尿和蛋白尿，有助于早期发现急性肾炎。对慢性反复性扁桃体炎、鼻窦炎、化脓性中耳炎都应尽量根治，以免引起急性肾炎的发生。

三、治未病思想的意义

1. 治未病理论深刻地体现着中医学的预防观

治未病思想是中医学重要的方针、原则，是中医预防医学观，深刻影响了中医学模式的形成与发展。

第一，治未病理论的价值导向具有超前性。中医治未病思想历史久远，是中医学体系的补充和完善，对中华民族的繁衍生息，引导人们树立正确的健康观具有广泛的应用价值和现实意义。

第二，治未病理论的价值体系具有整体性。治未病思想与中医学理论一脉相承，秉承了中医学的思想，继承着中医学的精髓，整体性和中医的整体观有高度一致性。治未病思想将天、地、人归于一体，把人放在万物环境中进行研究，认为环境、社会因素对人的健康有不可忽视的影响。

第三，治未病理论的价值实现具有社会性。治未病理论从防患于未然出发，将疾患遏制在未发之时，既能减轻疾病对人造成的痛苦，又可以降低医疗成本，节省医疗卫生资源，具有深刻的社会价值。

第四，治未病理论的价值目标具有公益性。医疗卫生行业本身就是一种公益性事业，行业的目标在于治病救人，治未病思想作为医疗卫生行业的重要指导原则和手段自然也体现着这种公益性。

2. 治未病理论可以有效指导疫病的防治

中医治未病思想对于现在防治传染病有很大的启示。古代先贤认为，气候的变化是疫病产生的原因之一。《礼记·月令》中记载："孟春行秋令，则其民大疫，季春行夏令，则民多疾疫。"旨在告诫人们，当出现变化无常的气候时，应该注意疫病的发生。《诸病源候论·食注候》中提出预防病从口入："人有因吉凶坐席饮啖，而有外邪恶毒之气，随食饮入五脏，沉滞在内，流注于外，使人肢体沉重，心腹绞痛，乍瘥乍发。以其因食得之，故谓之食注。"可见中医学的愈后防复在传染病防治中也有悠久的历史和丰富的经验。

3. 治未病思想对慢性疾病及亚健康的预防具有积极的启示性

目前，世界上的疾病谱和死亡谱已经发生变化。过去重点防范的传染病退居第二，心脑血管疾病等慢性病成为威胁人类健康的主要杀手。同时，抑郁症等心理性疾病也困扰着人们。《健康管理蓝皮书：中国健康管理与健康产业发展报告（2022）》

指出："截至 2021 年底，我国 60 岁及以上老年人口总量已达 2.67 亿人，占总人口的 18.9%。老年人慢病治疗、康复护理、医疗保健服务需求日益增长，医养结合需要更多健康服务资源支撑。"中医治未病理论对当代社会预防慢性疾病有积极的启示作用。从方法上来说，治未病理论所倡导的许多预防疾病的方法都是建立在人体特点之上的，以期达到抵抗病邪对机体的侵袭，强身健体。例如华佗所创立的五禽戏、治未病理论中的饮食养生方式等，对于改善当今人们的生活方式有很大的借鉴意义。

世界卫生组织将健康定义为：健康不仅仅指身体上没有疾病，还包括精神和社会交往上保持良好的状态。而我们平常所讲的疾病则是狭义的疾病，也就是指具有一定诊断标准的、具体的疾病名称（包括综合征）。目前处于"亚健康"状态的人数与日俱增，世界卫生组织进行的全球调查显示，目前，疾病人群占约 20%，亚健康人群占约 70%，健康人群仅占约 10%。这种亚健康状态已经影响到人们的正常工作、生活，相关学者和专家对"亚健康状态"的研究、预防也越来越重视，中医治未病思想无疑给人们以很大的启示作用。

第二章　中医养生康复的基本原则

古人在上千年的中医学发展过程中，总结了很多的养生哲学，而这些养生哲学，也是古人智慧的体现。《素问·上古天真论》讲："今时之人不然也，以酒为浆，以妄为常，醉以入房，以欲竭其精，以耗散其真，不知持满，不时御神，务快其心，逆于生乐，起居无节，故半百而衰也。"要想真正健康，就需在平时的生活中学习养生知识，严于约束自己，保持规律的作息与良好的心态，形成健康的饮食习惯，培养个人爱好，使自己的生活规律而丰富多彩，这样才能获得身心健康。在进行养生康复以及促进疾病康复的过程中，应当遵循以下基本原则。

一、天人合一，顺应自然

在中医学生命观中，强调人与自然的整体相合，即人的一切生命活动与大自然息息相关，必须随时随地与其保持和谐一致。无论是养生保健，还是疾病康复都必须遵循顺应自然的基本法则。《黄帝内经》中反复强调生命的保养在于"因时之序"。《素问·生气通天论》中说："苍天之气，清净则志意治，顺之则阳气固，虽有贼邪，弗能害也，此因时之序。""清静则肉腠闭拒，虽有大风苛毒，弗之能害，此因时之序也。"此处

"因时之序"不但指顺应四时气候变化的规律进行养生康复，还包括顺应月相盈亏变化、昼夜时辰变化以及适应地理环境差异进行养生康复。

自然变化与人体是息息相关的。月亮对地球的引力大小会引起潮汐现象。最新研究表明，女性月经受月球引力的影响，月亮最圆引力最大时可能会促进女性排卵，但这种影响对不同人可能产生滞后反应现象。月亮潮汐引力的变化，可以直接影响人的脑电波，使人情绪不稳定。没有月亮，天很黑的时候，人的心情很容易烦躁；同样，月亮圆的时候，人容易产生兴奋、高兴的情绪；风雨交加、雷鸣电闪的天气，心脏疾病容易被诱发；小雨淅淅的天气，人走在外面会感觉惬意。所以天人合一符合自然规律的。人无时无刻不受天地自然的影响，顺应自然是养生保健的重要方法。

在一年四季之中，自然界的气候有着春温、夏热、秋凉、冬寒的变化，自然界和人体生命活动亦随之产生春生、夏长、秋收、冬藏的气机变化。春夏阳气发泄，气血易趋向于表，故皮肤松弛、多汗少溺；秋冬阳气收藏，气血易趋向于里，表现为皮肤致密、少汗多溺。因此，对于疾病的预防及治疗，中医学非常强调因四时不同而有不同的应对方法。季节对五脏六腑、经络腧穴有直接的影响。不同的脏腑经络，在不同的季节会出现气血偏旺的情况。如肝旺于春、心旺于夏、脾旺于长夏、肺旺于秋、肾旺于冬，"春气在经脉，夏气在孙络，秋气在皮肤，冬气在骨髓"（《素问·四时刺逆从论》）等。针灸、推拿康复治疗时的辨证选穴，则体现了这一原理。合理运用这些规律来进行养生保健和康复治疗，可达到事半功倍的效果。

二、身心合一，恬惔虚无

离开心、神，人就不能被称作人；同样离开身体，神将无所依附。对于人的身心来说，身是能看得见的，属于阳；心是看不见的，属于阴。阴阳是相互补充、相互影响的，两者之间存在一种平衡关系。心对身、身对心存在相互直接的平衡关系，就像月亮作为地球的卫星，围绕着地球旋转，既没有脱离地球，也没有撞上地球，原因在于地球对它的吸引力和排斥力是相等的，这就叫平衡。《素问·阴阳应象大论》中提出："怒伤肝，悲胜怒""喜伤心，恐胜喜""思伤脾，怒胜思""忧伤肺，喜胜忧""恐伤肾，思胜恐"等论点。《素问·举痛论》指出，情志内伤五脏是因为情志干扰了气机运行："百病生于气也，怒则气上，喜则气缓，悲则气消，恐则气下，寒则气收，炅则气泄，惊则气乱，劳则气耗，思则气结。"指出情志会直接引起身体的不同反应，从而影响气机分布，最后内伤五脏引起疾病："怒则气逆，甚则呕血及飧泄，故气上矣；喜则气和志达，荣卫通利，故气缓矣；悲则心系急，肺布叶举，而上焦不通，荣卫不散，热气在中，故气消矣；恐则精却，却则上焦闭，闭则气还，还则下焦胀，故气不行矣；寒则腠理闭，气不行，故气收矣；炅则腠理开，荣卫通，汗大泄，故气泄；惊则心无所倚，神无所归，虑无所定，故气乱矣；劳则喘息汗出，外内皆越，故气耗矣；思则心有所存，神有所归，正气留而不行，故气结矣。"

中医学强调，养生一定要重视心灵的修养，保持内心的平静是养生防病的关键。《素问·上古天真论》就指出："精神内守，病安从来。"生活中首先要学会欲望、需求的适度性。人有欲望、有追求，才有前进的动力，这些欲望和追求不仅指财富、权力，还包括身体的健康、知识等方面。对于学生来说，兴趣就是学习的动力，培养学习兴趣，就可以提高学习积极性；对于年轻人来说，需要独立生活，需要适应新的环境、新的工作，遇到的各种压力就是自己的动力，适应了这些压力，才能成长；对于中年人来说，上有老需要照顾，下有小需要养活，是家里的顶梁柱，生活中必须充满激情，充满动力；对于老年人来说，追求健康是生活的动力。在追求欲望、满足需求的时候，人一定要戒贪。《庄子·养生主》中说："吾生也有涯，而知也无涯；以有涯随无涯，殆已。"人的精力、体力和生命都是有限的，然而人的欲望却是无止境的。当我们用有限的生命、精力、体力和财力去追求无限的欲望时，会加速消耗自己的生命。过于追求欲望的人，总是想快速实现一个又一个目标，当看到他人成功时会感到焦躁，无法冷静地判断和处理问题，最终很难成功。因此，恬淡宁静的心态是设定合理目标的关键，保持平静而不急躁，通过逐步实现目标来达到内心的安定。这种内心安定的状态不仅是最佳的身体状态，而且工作效率也会最高。只要坚定自己的目标，持之以恒地努力，学会坚持，最终总能实现合理的目标。保持这样的心态，就不会因为失去目标而迷茫，也不会因为过度的欲望而焦虑，这是最佳的身心调整方法。

三、调神养气，保命全形

《周易大传·系辞》指出："形而上者谓之道，形而下者谓之器。"宋代张载对此注释为"形而上者是指无形体者，形而下者是指有形体者。"认为气是构成宇宙万物的最基本物质。人体所有有形之物，可以称为承载之"器"；而无形之物，是古人对于人体能量系统的认识。气是能量的载体，存在于人体，也存在于大自然，一切具有生机的生物都依赖气的滋养。正如《庄子·知北游》中说："人之生，气之聚也，聚则为生，散则为死。"中医学基本概念——"气"，符合可直接做功的无形能量的作用特点。气的生理功能可以归纳为推动与调控、温煦与凉润、防御、固摄四大方面，这四大功能都与能量的基本特性一致。中医学认为，血液的运行依赖于气的推动，而推动作用是能量具有的特性。正常的体温需要能量的维持，能量充足是保障人体环境健康的基础，也是人体抵御疾病、代谢活动正常的基础，而这一点与气的温煦与凉润以及防御作用相似。失去了气的固摄，人体的津液会以汗的形式流失，而固摄也是能量的作用特点。《周慎斋遗书·辨内外伤》云："脾胃者，气血之原也。"脾胃是人体各类营养物质与能量物质获得的源泉，血是人体各类营养与能量物质的载体。气是脾胃生成的，可以用于直接做功的无形能量，受意识直接支配。《素问·刺志论》曰："谷盛气盛，谷虚气虚，此其常也，反此者病。"《内经药瀹·水谷》指出："半日不食则谷化之气衰，一日不食则谷化之气少矣。""谷不入半日则气衰，一日则气少矣。"气是来源于谷物的，是可以直接做功的能量，人的基本生理功能有赖于这种能量的维持，人半日不食，则来源于谷物的气被利用损耗，就会衰少，而"气"的不足又可以导致各种正常生理机能的下降。

人体气血充足是人体机能正常的保证，气由先天之气和后天之气共同决定。脾胃为后天之本，脾胃运化功能良好，则饮食物能够被充分吸收运化，后天气血来源充足。肾为先天之本，藏先天之精气，是生而具有的，人体先天之气与自然相通，通过心神的调养可以促进先天之气与天地之气的沟通，甚至达到"服天气而通神明"的境界。《素问·生气通天论》中说："夫自古通天者，生之本，本于阴阳。天地之间，六合之内，其气九州、九窍、五脏、十二节，皆通乎天气。""苍天之气，清静则志意治，顺之则阳气固，虽有贼邪，弗能害也，此因时之序。故圣人抟精神，服天气而通神明。失之则内闭九窍，外壅肌肉，卫气散解，此谓自伤，气之削也。"此处指出，人体之气与天地相通，而只有精神内守、内心清净、专心一志，人体之气才能与天地之气和顺一致，才能使人体能量与天地能量达到平衡与同步共振，补足人体先天之元气，使人体肾气充足，精气饱满。中医历代医家均高度重视调节心神、服气养生的作用。《晋书·隐逸传·张忠》中说："恬静寡欲，清虚服气。"《抱朴子》中说："服药虽为长生之本，若能兼行气者，其益甚速。""至要者，在于宝精、行气。"可见，心神得调，才能使人体之气和顺，达到"气定神闲"的境界，人才能长寿。

四、过则成灾，平衡为度

大自然是一个自平衡系统，有白天黑夜，有日出日落，有高有低，有善有恶，一切事物都遵循平衡的原则。平衡意味着任何事物不能过度，过度必然导致另一个极端，这也是过犹不及的含义。以一个草原为例，草原上生长着草，有羊、野兔、老鼠、狼、蛇。羊是人类喜欢的动物，因为羊温顺，不会伤害人类，而且为人类提供羊肉和羊毛。但草原上的狼对人类不利，因为它们吃羊，甚至会威胁人类的安全。蛇也不受人们的喜爱，因为它们有时会伤害人类。但是如果把草原上的狼和蛇全部捕杀殆尽，人类就可以无忧无虑了吗？我们知道，狼和蛇主要的食物都包括野兔和老鼠，而野兔和老鼠的繁殖速度非常快，而羊的繁殖速度较慢。野兔和老鼠就会迅速繁殖，而野兔吃草，老鼠啃食草根，如果没有狼和蛇的制衡，草原就会被大量的野兔和老鼠破坏，羊将丧失适宜生存的环境。因此，草原上的草、羊、野兔、老鼠、狼、蛇的存在是生态平衡的体现。大自然经过数亿年的进化，所有事物之间都存在这种平衡，一切事物的存在都有其原因。

抗生素的发明和使用使病菌一度不再是人类的致命威胁。第一个可以对抗病原菌的药物是"百浪多息"（磺胺的前身），它的诞生挽救了无数人的生命。1928 年，青霉素第一次治愈了梅毒和淋病，它的出现成为许多细菌感染性疾病的"克星"，扭转了人和细菌大战的局势。因此，青霉素被称为现代医学史上最有价值的贡献，被誉为人类医学史上的重大里程碑。此后，不同抗生素相继面世，曾经使人致死的肺炎、肺结核（肺痨病）等多种疾病不再是不治之症，挽救了无数性命。然而，我们现在都知道，即使不考虑抗生素的耐药性，滥用抗生素同样会带来更多问题。在每个人的身体中有 500 ~ 1000 种不同种类的细菌，它们在成人体内可繁殖出大约 100 万亿个体细胞，约为一个人全部体细胞的 10 倍。人体为细菌的生活提供了生存场所和营养，而这些细菌也为人体产生有益的物质。人体的细菌在与人类长期共存生长的过程中，同样建立了自己的生态平衡。然而，在治疗疾病过程中，抗生素干扰了人体菌群的这种自身平衡，特别是肠道菌群。抗生素之所以被称为抗生素，是因为它不仅能杀灭细菌，还对霉菌、支原体、衣原体、螺旋体、立克次体等其他致病微生物具有抑制和杀灭作用。然而，抗生素在杀灭外来细菌的同时，也会杀灭人体内的正常细菌。抗生素的使用破坏了肠道菌群的平衡关系，使菌群失调，导致人体各个部位，尤其是胃肠道出现多种不适反应。因此，经常使用抗生素的人，胃肠道功能往往不佳，这就是抗生素过度使用破坏了正常的肠道菌群生态平衡的结果。从这个角度看，抗生素对人体有一定的害处，因此人类使用抗生素也应该适度。

人类对人体菌群的认识也是如此。以前认为有些菌群对人类是有益的，被称为益生菌；而有些菌群对人体是有害的，被称为有害菌或条件致病菌。然而后来的研究发现，所谓的有益菌群之所以被认为有益，是因为人体需要相对较多的这些菌群，但人体本身缺乏足够的含量；相反，所谓的有害菌群之所以被认为有害，是因为人体需要相对较少的这些菌群，例如链球菌和大肠杆菌。然而，如果过度使用益生菌或完全消除某些有害菌群，同样会导致人体易患各类疾病。古人说的"不干不净，吃了没病"，我们曾以为是后人的误传，但在国外的幼儿园教育中找到了印证。在国外，有些幼儿园在小孩子活动的场所提供土堆，在小孩子活动时在土堆上浇水，让小孩子在泥巴里玩耍。活动结束后，小孩子并没有被清洗得很干净，所以他们的脸上常常弄得灰头土脸。他们认为，泥土中含有人体肠道的各种菌群，由于小孩子的肠道菌群与成人有所不同，缺乏应有的丰富性，通过与泥土的自然接触，小孩子会接触到一定数量的细菌。短期内，一些小孩子可能会出现一些轻微的症状，但长期接触后，小孩子的肠道菌群会逐渐丰富，随着长大，他们的胃肠功能也会更加健全。

以上原理都是关于平衡的。即使是最好的东西也不能过量，同样，即使是不好的东西，在自然界经过几亿年的进化过程中能够存在，也有其存在的原因，往往需要适度存在。因此，"物无对错，过则成灾"成为养生中必须遵从的一大原则。

五、动静结合，积极乐观

每个人都知道运动对健康有益，然而一家保险公司对 6000 名已故运动员的资料进行统计后发现，运动员的平均寿命仅为 50 岁。因此，我们必须注意不要过量运动，尽管运动有好处，但也要适度。只有将运动与适当的休息结合起来，才能达到动静平衡，这是最佳的健身方式。过度的劳累会导致健康问题，同样，过度的安逸也不利于健康。许多老年人在退休前忙碌而充实，精神有所寄托，虽然经常会有一些小毛病，但总体而言，他们还是健康的。然而，一旦退休，他们会感到无所事事，精神空虚，失去了有规律的生活，结果身体状况经常恶化，这就是过度悠闲的危害。这正是"张弛有度"的道理，也是文武之道的要义。因此，我们在学习养生的过程中，必须明白动静结合的原则。这里的"动"不仅是指身体上的运动，要多多参加体育锻炼，更包括心理上的活动，要乐意从事各种事务，保持积极乐观的态度。在生活中，我们要以积极乐观的心情不断地付出，适应生活，适应环境，才能获得回报，才能取得成就；相反地，过分追求静态，回避琐碎的事务，回避付出，甚至为生活中的小挫折产生悲观情绪，不仅会损害健康，还可能被社会所淘汰。

心情愉快是心理健康的基础，也是影响身体健康的重要因素。在生活中，我们应当保持积极乐观的心态，并学会辩证地看待问题。我们要意识到好与不好常常并存，而不好中也蕴含着伟大的生机。拥有这种看问题的态度，我们就不会在逆境中过于沮丧和失去斗志。我们应该明白逆境是磨炼我们身心的机会，所谓"天将降大任于斯人也，必先苦其心志，劳其筋骨，饿其体肤"。同样，在顺境中，我们也不可过于骄傲和放纵。我们要明白"骄傲使人退步"，以及"过满则溢"的道理，必须保持恭谦的心态。即使是生病，我们也要用乐观积极的心态来对待。我们都知道，小孩子出生后会不断地生病，直到他们逐渐长大，生病的频率才会减少。虽然每个人都害怕孩子生病，因为孩子的免疫力较弱，疾病进展迅速，治疗不当有时甚至会危及生命。然而，小孩子生病也具有一定的积极意义。原因在于，小孩子的免疫力是继承自母体的，免疫细胞数量有限，自身无法产生大量的免疫因子。因此，当小孩子 6 个月后，随着从母体获得的免疫力逐渐消失，他们容易生病。为了应对各种疾病，他们的机体会不断产生相应的免疫因子，从而逐渐增强自身的免疫力。长大后，他们会拥有强大的免疫力，成为健康的个体。因此，从生病对人的积极方面来看，我们应该明白"任何不好都孕育着好"的道理，并时刻保持积极乐观的心态。

六、疏堵结合，适度疏泄

　　大禹治水初期，以堵为主，但水灾却逐渐加剧。后来总结前期治水失败的经验教训后，发现以疏为主，疏堵结合才是有效的方法。只有给多余的水提供流通的路径，才能避免灾害的发生。人的健康也是如此。世界卫生组织发布的《2019 年世界卫生统计》数据，女性寿命一般比男性长 5～10 年，尤其是在富裕的发达国家较为明显。从男女生理与性格的差别，有两点至关重要。首先，女性每个月来一次月经。月经虽然会造成失血和营养物质的流失，但同时也将体内的许多有毒有害物质排出体外。研究发现，一种称为血色素沉着症的遗传性疾病，容易引起患者铁元素代谢失调，导致体内积聚过多的铁。铁过量会缓慢地导致皮肤、心脏、肝、关节、胰腺等处的病变。治疗铁过量的方法之一是定期排出一定量的血液。然而，有血色素沉着症的女性更少发生器质性损害的机会，甚至没有，这正是月经的作用。月经引起的周期性失血正好消耗掉了过量的铁，血液中其他过量元素在周期性的月经中也易于被排出体外。女性长寿的另一个原因，是女性善于用语言表达，甚至唠叨；而相比女性，男性往往更沉默寡言一些。女性这种唠唠叨叨，利于释放、宣泄心中的烦闷；而沉默寡言的男性，心中的不良情绪不能得到及时释放，久而久之，心中就会积攒很多不良的负面情绪，影响身体健康。因此更年期男女爱唠叨，其实是机体的自我保护。男女在更年期，体内激素急剧变化，生理不适感增强，身体出现诸多不适，这时适度的唠叨，可以发泄由生理的不适引起的心理恐慌。由此可见，在合适的人面前，适当的多言可以释放人的不良情绪，有益于身体健康。

七、移情易性，顺时调养

（一）移情易性

移情，即排遣情思，改变内心情绪的指向性；易性，即改易心志，从而排除内心杂念和抑郁，改变不良情绪和习惯。移情易性是中医养生保健的重要内容之一。《临证指南医案·郁》中说："不知情志之郁，由于隐情曲意不伸，故气之升降开阖枢机不利……盖郁症全在病者能移情易性。"《续名医类案·郁症》中说："失志不遂之病，非排遣性情不可。"《续名医类案·泄泻》中记载："张子和曰：昔闻山东杨先生，治府主洞泄不止。杨初至，对病人与众人谈日月星辰缠度，及风云雷雨之变，自辰至未，而病者听之忘其圊。杨尝曰：治洞泄不已之人，先问其所爱之事，好棋者与之棋，好乐者与之笙笛，勿辍。脾主信，又主思虑，投其所好以移之，则病自愈。"古人早就认识到琴棋书画具有影响人的情感、转移情志、陶冶性情的作用。实践证明，情绪不佳时，听听适宜的音乐，观赏一场幽默的相声或喜剧表演，苦闷顿消，精神振奋。可见，移情易性并不是压抑情感。如对愤怒者，要疏散其怒气；对悲痛者，要使其脱离产生悲痛的环境与气氛；对屈辱者，要增强其自尊心；对痴情者，要冲淡其思念之缠绵；对有迷信观念者，要用科学的知识消除其愚昧的偏见等。

"移情易性"的方法很多，应根据不同人的心理、环境和条件等，采取不同的措施。主要方法如下。

1. 琴棋书画移情易性法

《北史·崔光传》说："取乐琴书，颐养神性。"吴师机《理瀹骈文·续增略言》说："七情之病也，看花解闷，听曲消愁，有胜于服药者矣。"《备急千金要方·养胎》亦说："弹琴瑟，调心神，和性情，节嗜欲，庶事清净，生子皆良。"

2. 运动移情易性法

《医学纲目·调摄宜禁》中说："劳则阳气衰，宜乘车马游玩，遇风寒则止，行住坐卧，各得其宜，不可至疲倦。"指出适度外出旅游、运动，可祛除烦恼，利于身体健康。当思虑过度、心情不快时，应到郊外旷野锻炼或消遣，让山清水秀的环境去调节消极情绪，陶醉在蓝天白云、鸟语花香的自然环境里，舒畅情怀，忘却烦忧。在情绪激动与别人争吵时，最好的方法是转移注意力，去参加体育锻炼，如打球、散步、打太极拳等，或参加适当的体力劳动，用肌肉的紧张去消除精神的紧张。

3. 升华超脱法

升华，就是用顽强的意志战胜不良情绪的干扰，用理智战胜生活中的不幸，并把理智和情感化作行动的动力，投身于事业中去。如西汉司马迁因替李陵辩解，不幸下狱，惨受腐刑。司马迁为转移不幸遭遇所带来的苦痛心境，以坚韧不屈的精神全力投入《史记》的撰写之中，以舒志解愁，调整和缓解心中的郁闷痛苦，把心身创伤等不良刺激变为奋发努力的动力。超脱，即超然，思想上要把事情看得淡一些，行动上脱离导致不良情绪的环境。

4. 节制法

节制法就是调和、节制情感，防止七情过极，达到心理平衡。《吕氏春秋·情欲》中说："天生人而使有贪有欲，欲有情，情有节，圣人修节以止欲，故不过行其情也。"重视精神修养，首先要节制自己的感情才能维护心理的协调平衡。如愤怒，是历代养生家最忌讳的一种情绪，它是情志致病的魁首，对人体健康危害极大。怒不仅伤肝、伤心、伤胃、伤脑等，还会导致各种疾病。《寿世青编·孙真人卫生歌》指出："卫生切要知三戒，大怒大欲并大醉。三者若还有一焉，须防损失真元气，欲求长生先戒性，火不出兮神自定。"《老老恒言·戒怒》亦说："人借气以充其身，故平日在乎善养，所忌最是怒，怒气一发，则气逆而不顺，窒而不舒，伤我气，即足以伤我身。"这些论述把戒怒放在首位，指出了怒伤身的严重危害性，故戒怒是养生的主要方法之一。

（二）顺时调养

顺时调养就是顺应四时气候、阴阳变化的规律，从精神、起居、饮食、运动诸方面综合调养的养生方法。正如《灵枢·本神》里所说："故智者之养生也，必顺四时而适寒暑，和喜怒而安居处，节阴阳而调刚柔，如是则僻邪不至，长生久视。"《素问·宝命全形论》也说："人以天地之气生，四时之法成。"《素问·六节藏象论》强调："天食人以五气，地食人以五味。"说明人体必须依靠天地之气而生，同时还要顺应四时阴阳的变化规律而发育成长。明代医家张景岳也指出："春应肝而养生，夏应心而养长，长夏应脾而变化，秋应肺而养收，冬应肾而养藏。"说明人体五脏的生理活动必须适应四时阴阳的变化，才能与外界环境保持协调平衡。《素问·阴阳应象大论》进一步指出："天地者，万物之上下也。""天有四时五行，以生长收藏，以生寒暑燥湿风。人有五脏化五气，以生喜怒悲忧恐。"说明他们之间互相影响、相互作用、相互联系、相互依存，维持阴阳动态平衡。

四时阴阳消长变化是万物生、长、化、收、藏的根本。《素问·四气调神大论》说："夫四时阴阳者，万物之根本也，所以圣人春夏养阳，秋冬养阴，以从其根。"强调必须顺应春气之升达，夏气之浮畅，秋气之收降，冬气之潜藏。《脾胃论·用药宜禁论》指出："凡治病服药,必知时禁、经禁、病禁、药禁。夫时禁者,必本四时升降之理,汗、下、吐、利之宜。大法春宜吐,象万物之发生,耕耨科斫,使阳气之郁者易达也;夏宜汗,象万物之浮而有余也;秋宜下,象万物之收成,推陈致新,而使阳气易收也;冬周密,象万物之闭藏,使阳气不动也。经云:夫四时阴阳者,与万物浮沉于生长之门,逆其根,伐其本,坏其真矣。又云:用温远温,用热远热,用凉远凉,用寒远寒,无翼其胜也。故冬不用白虎,夏不用青龙,春夏不服桂枝,秋冬不服麻黄,不失气宜。如春夏而下,秋冬而汗,是失天信,伐天和也。有病则从权,过则更之。"

八、养成习惯,持之以恒

养生康复是对生命保养和维护,是人积极主动的生命活动行为。作为一种行为活动,要取得一定的效应就必须使其形成一种习惯,唯有如此才能真正地对生命起到保养和维护的作用。因此,要将养生康复的方法和手段生活化、终身化、规范化。

(一)生活化

生活化,即在日常生活中,遵循人体生命规律,遵循人与自然、社会的规律,并以此来指导人的衣食住行、坐卧作息及待人接物。《素问·上古天真论》对此有十分经典的论述:"食饮有节,起居有常,不妄作劳,故能形与神俱,而尽终其天年,度百岁乃去。""是以志闲而少欲,心安而不惧,形劳而不倦,气从以顺,各从其欲,皆得所愿。故美其食,任其服,乐其俗,高下不相慕,其民故曰朴,是以嗜欲不能劳其目,淫邪不能惑其心,愚智贤不肖,不惧于物,故合于道。"因此,从防病养生要日常生活起居做起，来管理自己的健康，积极主动地把养生康复方法融于日常生活的方方面面之中，从而达到祛病强身、延年益寿的目的。

（二）终生化

终生化，即根据人体生命的不同阶段、不同的生理特点，用不同形式和方法对生命进行养护。金元四大家之一的刘完素在《素问病机气宜保命集》中较详细地阐述了不同的生理阶段养生康复方法，指出："人之生也，自幼而至壮，自壮而老，血气盛衰，其各不同，不可一概治之。"并进一步指出人在少年之时，形体未盛，应节饮食，适寒暑："六岁至十六岁者，和气如春，日渐滋长，内无思想之患，外无爱慕之劳，血气未成，不胜寒暑。和之违也，肤腠疏薄，易受感冒；和之伤也，父母爱之，食饮过伤。其治之之道，节饮食，适寒暑，宜防微杜渐，行巡尉之法，用养性之药，以全其真。"随着年岁日增，至人之中年，则养生易忌亦变："二十岁至五十岁，和气如夏，精神鼎盛。内有思想之患，外有爱慕之劳，血气方刚，不畏寒暑。和之违也，劳伤筋骨，冒犯八邪；和之伤也，以酒为浆，醉以入房。其治之之道，辨八邪，分劳佚，行守令之法，宜治病之药，当减其毒，以全其真。"当到了老年，就要注重保养其真，以享尽天年："七十岁至百岁者，和气如冬，五脏空洞，犹蜕之蝉，精神浮荡，筋骨沮弛。和之违也，触物易伤，衣饮厚薄；和之伤也，大寒振栗，大暑煎燔。其治之之道，餐精华，处奥庭，行相传之道，燮理阴阳，周流和气，宜延年之药，以全其真。"

（三）规范化

养护人体生命是一项系统工程，需要树立正确的健康观念，对个人健康进行系统规范的管理。中医养生康复可以借鉴现代健康管理理念，使养生康复规范化和有序化，使中国传统养生康复理论更好地发扬光大。健康管理的目标是预防和控制疾病的发生和发展，降低医疗费用，提高生活质量。在基于健康体检结果的基础上，建立健康档案，进行健康状况评估，并提供个性化的健康管理方案。为此，专业人士提供一对一的咨询指导和跟踪辅导服务，使客户在社会、心理、环境、营养、运动等多个方面获得全面的健康养护和保障服务。

第三章 经络与腧穴的基本知识

经络与腧穴是针刺、艾灸、推拿、刮痧等中医传统适宜技术的理论基础，是中医理论体系的重要组成部分。经络、腧穴、脏腑三者有着密切的联系。经络是人体气血运行的通路，多数经络隶属于脏腑，大部分腧穴又分布在经络循行的通路上，腧穴通过经络与脏腑密切联系，从而构成一个不可分割的腧穴－经络－脏腑系统。脏腑的病理变化可以通过经络反映到腧穴；对经络和腧穴的刺激，也可以传递到脏腑，以此来治疗脏腑的病变。

第一节 经络基本知识

一、经络的概念及组成

（一）经络的概念

经络是经脉与络脉的总称。经，有路径的意思；络，有网络的意思。经脉贯通上下，有固定的循行线路，是经络系统的主干；络脉是经脉的分支，较经脉细小，纵横交错，网络全身，无处不至。经络是气运行的通道，气是人体无形能量的表现形式，因此经络是人体无形能量的运行通道。经络是运行气血，联络脏腑形体官窍，沟通上下内外，调节机体各部分活动的通路。

（二）经络系统的组成

经络系统由经脉和络脉两大部分组成。经脉主要包括十二经脉、奇经八脉以及附属于十二经脉的十二经别、十二经筋、十二皮部；络脉包括十五络脉和难以计数的浮络、孙络等（表3－1）。

表3－1　经络系统的组成

经络系统	经脉	十二经脉	手三阴经	手太阴肺经 手厥阴心包经 手少阴心经
			手三阳经	手阳明大肠经 手少阳三焦经 手太阳小肠经
			足三阴经	足太阴脾经 足厥阴肝经 足少阴肾经
			足三阳经	足阳明胃经 足少阳胆经 足太阳膀胱经
		奇经八脉	任脉、督脉、冲脉、带脉、阴跷脉、阳跷脉、阴维脉、阳维脉	
		十二经别	从十二经脉别行分出的经脉	
	络脉	十五络脉	从十二经脉及任、督脉分出的别络，加上脾之大络	
		孙络	浮于浅表部位的络脉	
		浮络	最细小的络脉	

二、十二经脉

（一）十二经脉的命名

十二经脉，亦称"十二正经"，其名称由手足、阴阳、脏腑三部分组成。每一条经脉分别属于一个脏或一个腑，各经以所属脏腑命名；隶属于脏的经脉为阴经，隶属于腑的经脉为阳经；主要循行于上肢的经脉称为"手经"，主要循行于下肢的经脉称为"足经"。如手太阴肺经，隶属于肺，主要循行于上肢；足阳明胃经，隶属于胃，主要循行于下肢。

（二）十二经脉的走向及交接规律

十二经脉的循行走向：手三阴经从胸走手，手三阳经从手走头，足三阳经从头走足，足三阴经从足走腹（胸）。

十二经脉的交接规律：相表里的阴经与阳经在四肢末端交接；同名的手足阳经在头面部交接；手足阴经在胸中交接（图 3-1）。

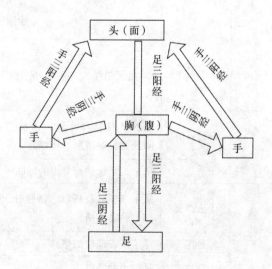

图 3-1　十二经脉走向、交接示意图

（三）十二经脉的体表分布

阴经多循行于四肢内侧及胸腹，阳经多循行于四肢外侧及头面躯干。

十二经脉在四肢部的分布规律：手三阴经行于上肢内侧，手三阴经从前缘至后缘依次是太阴、厥阴、少阴，见图 3 - 2；足三阴经行于下肢内侧，足三阴经在内踝上 8 寸以下，从前缘至后缘依次是厥阴、太阴、少阴，至内踝上 8 寸以上太阴交出厥阴之前，从前缘至后缘依次是太阴、厥阴、少阴见图 3 - 3；手三阳经行于上肢外侧，见图 3 - 2，足三阳经行于下肢外侧，从前缘至后缘依次是阳明、少阳、太阳，见图 3 - 3。

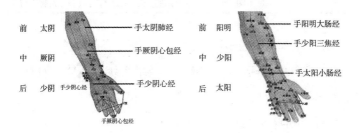

图 3 - 2　手三阴经及手三阳经的位置及分布

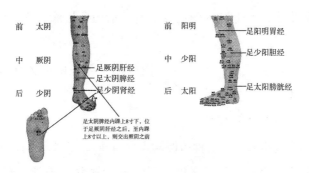

图 3 - 3　足三阴经、足三阳经的位置及分布

（四）十二经脉的表里络属关系

十二经脉通过支脉和络脉的沟通衔接，形成六组络属关系，即在阴阳经之间形成六组"表里"关系。阴经属脏络腑主里，阳经属腑络脏主表。如手太阴肺经属肺络大肠，手阳明大肠经属大肠络肺。互为表里的经脉在生理上密切联系，病变时相互影响，治疗时相互为用（表3-2）。

表3-2 十二经脉表里属络关系

手	三阴经	表里相对	手太阴肺经	手厥阴心包经	手少阴心经	属脏络腑主里
	三阳经		手阳明大肠经	手少阳三焦经	手太阳小肠经	属腑络脏主表
足	三阴经	表里相对	足太阴脾经	足厥阴肝经	足少阴肾经	属脏络腑主里
	三阳经		足阳明胃经	足少阳胆经	足太阳膀胱经	属腑络脏主表

（五）十二经脉的循行

十二经脉隶属于十二脏腑，为经络系统的主体，对称地分布于人体的两侧。

1. 手太阴肺经

起于中焦，向下联络大肠，回绕胃口过膈属于肺脏，从肺系横行出来，循上肢内侧前缘下行，沿鱼际边缘，止于拇指桡侧端。

手腕后方支脉：走向食指桡侧端，与手阳明大肠经相接（图3-4）。

2. 手阳明大肠经

起于食指末端，沿食指桡侧入手背第1、2掌骨间，循上肢外侧前缘上肩峰，出于大椎，再向下入缺盆（锁骨上窝）部，联络肺脏，通过横膈，属于大肠。

缺盆部支脉：经颈过颊，环口，交人中，止于对侧鼻旁，与足阳明胃经相接（图3－5）。

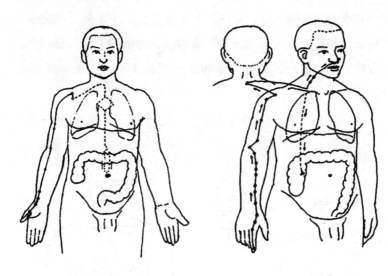

图3－4　手太阴肺经循行图　　　**图3－5　手阳明大肠经循行图**

3. 足阳明胃经

起于鼻翼两侧，上行到鼻根部，向下沿鼻外侧，夹口角，绕面颊，经耳前至额角。

面部支脉：向下沿着喉咙，进入缺盆部，向下过膈，属于胃，联络脾脏。

缺盆部直行的脉：经乳头，向下夹脐旁，进入少腹两侧。

胃下口部支脉：向下到少腹与前脉会合，再由此下行，经下肢外侧前缘，沿足背止于第2趾外侧端。

小腿支脉：从膝下3寸分出，下行到中趾外侧端。

足跗部支脉：进入足大趾内侧端，与足太阴脾经相接（图3－6）。

4. 足太阴脾经

起于足大趾内侧端，沿足内侧赤白肉际，上行至内踝前，沿胫骨内侧面后缘上行，至内踝上8寸处交出于足厥阴经之前，经膝股内侧前缘进入腹部，属脾络胃，穿过横膈上行，夹咽旁，连舌根，散舌下。另有分支循腹正中线旁4寸，胸正中线旁6寸上行，止于腋下。

胃部支脉：穿过膈，注于心中，与手少阴心经相接（图3-7）。

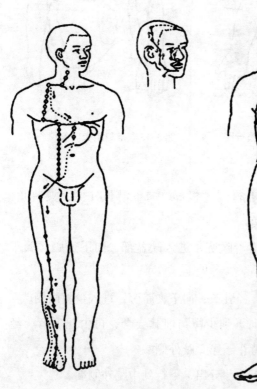

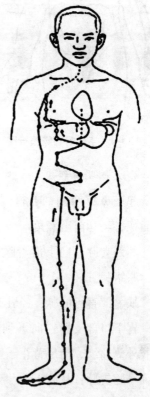

图3-6　足阳明胃经循行图　　　图3-7　足太阴脾经循行图

5. 手少阴心经

起于心中，向下穿过横膈，联络小肠。

直行的脉：从心系，出于腋窝部，沿上臂内侧后缘下行，入掌中第 4、5 掌骨间，止于小指桡侧端，交于手太阳小肠经（图 3 -8）。

6. 手太阳小肠经

起于小指尺侧端，经手背外侧，沿上肢外侧后缘上行，至肩关节后方，绕行肩胛部，交会于大椎，入缺盆部，联络心脏，过膈，属于小肠。

缺盆部支脉：循颈上颊，抵目外眦，转入耳中。

颊部支脉：上行至目内眦，交于足太阳膀胱经（图 3 -9）。

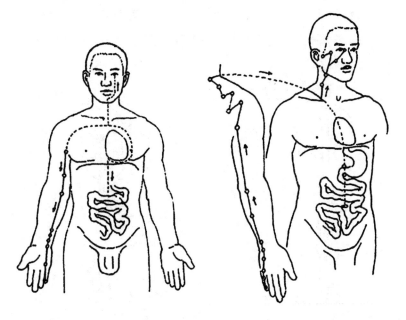

图 3 -8 手少阴心经循行图　　图 3 -9 手太阳小肠经循行图

7. 足太阳膀胱经

起于目内眦旁，循额上行，从头顶入里络脑，下行项后，夹脊柱，到达腰部，进入体腔，联络肾脏，属于膀胱。

腰部支脉：向下通过臀部，进入腘窝内。

后项部支脉：沿肩胛骨内缘直下，过臀部，沿大腿后外侧与前脉会合于腘窝中，经小腿后面，过外踝后，经足背外侧，止于小趾外侧端，与足少阴肾经相接（图3-10）。

8. 足少阴肾经

起于足小趾之下，斜向足心，出走舟骨粗隆下，绕内踝后，循下肢内侧后缘上行，通过脊柱，属于肾脏，联络膀胱。另有分支向上行于腹正中线旁0.5寸，胸正中线旁2寸，止于锁骨下缘。

肾部直行脉：向上过膈，进入肺中，沿着喉咙，夹于舌根部。

肺部支脉：流注于胸中，与手厥阴心包经相接（图3-11）。

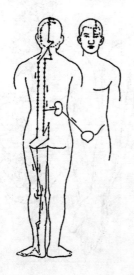

图3-10 足太阳膀胱经循行图

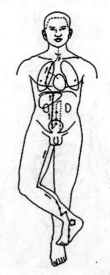

图3-11 足少阴肾经循行图

9. 手厥阴心包经

起于胸中，出属心包络，向下穿过横膈，依次联络上、中、下三焦。

胸中支脉：出于胁肋，上行至腋窝，循上肢内侧中间下行，入掌中第2、3掌骨间，止于中指尖端。

掌中支脉：沿无名指到指端，与手少阳三焦经相接（图3－12）。

10. 手少阳三焦经

起于无名指尺侧端，沿手背第4、5掌骨间上行，循上肢外侧中间，至肩部，向前入缺盆部，络心包，穿过横膈，属于上、中、下三焦。

胸中支脉：上走颈旁，沿耳后至目眶下。

耳部支脉：从耳后入耳中，出走耳前，到目外眦，与足少阳胆经相接（图3－13）。

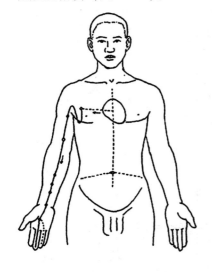 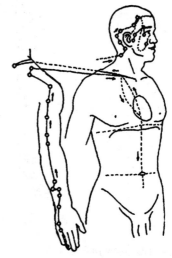

图3－12 手厥阴心包经循行图　　图3－13 手少阳三焦经循行图

11. 足少阳胆经

起于目外眦，斜下耳前，上行额角，绕耳后，入耳中，出走耳前，由颈部向下入缺盆部，通过横膈，络肝属胆，下达入髋关节部。

缺盆部直行脉：下经腋、侧胸、季胁部与前脉会合于髋关节部，再向下沿下肢外侧中间，经外踝前过足背，止于第4趾外侧端。

足背部支脉：沿第1、2跖骨之间，至大趾端与足厥阴肝经相接（图3-14）。

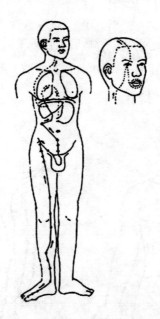

图3-14 足少阳胆经循行图

12. 足厥阴肝经

起于足大趾上毫毛部，循足背，经内踝前上行，至内踝上8

寸处交于足太阴经之后，循下肢内侧中间上行，绕阴器，上达小腹，属肝络胆，过膈，分布于胁肋，向上入鼻咽部，连接于"目系"，上出于前额，与督脉会合于颠顶。

面部支脉：从目系下循面颊，环绕唇内。

肝部支脉：过膈，与手太阴肺经相接（图3-15）。

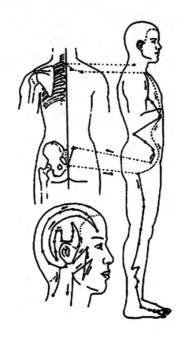

图3-15 足厥阴肝经循行图

三、奇经八脉

奇经八脉是任脉、督脉、冲脉、带脉、阴维脉、阳维脉、阴跷脉、阳跷脉的总称。奇经与十二正经不同，既不隶属于脏腑，也无表里关系。奇经八脉功能主要是沟通十二经脉之间的联系，并对十二经脉气血有蓄积和渗灌的作用。

（一）任脉

循行部位：任脉起于胞中，下出于会阴部，沿腹、胸正中线上行，经颈喉正中，再向上环绕口唇，经面部，进入目眶下（图 3 – 16）。

基本功能：任脉为诸阴经交会之脉，具有调节全身阴经经气的作用，故称为"阴脉之海"。"任"有妊养之意，还与女子经孕关系密切，故有"任主胞胎"之说。

（二）督脉

循行部位：督脉起于胞中，下出于会阴部，沿脊背正中上行至项后，进入脑内，上行颠顶，沿前额下行鼻柱，止于上唇内（图 3 – 17）。

基本功能：督脉为诸阳经交会之脉，具有调节全身阳经经气的作用，故称为"阳脉之海"。

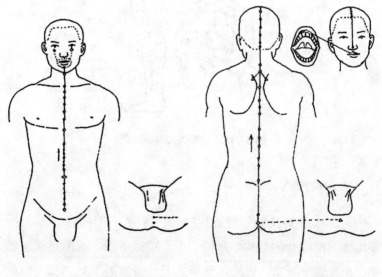

图 3 – 16　任脉循行图　　　　图 3 – 17　督脉循行图

（三）冲脉

冲脉起于胞中，下出于会阴部，与足少阴肾经并行，上至目下。冲脉为十二经脉交会之脉，具有溢蓄十二经气血的作用，故有"十二经之海"和"血海"之称。冲脉与女子月经及孕育胎儿功能亦有密切关系。

（四）带脉

带脉起于季胁，环腰一周，状如腰带，具有约束纵行诸经的作用。

四、经络的生理功能与作用

经络是人体之气运行的通道，气是人体无形能量的载体，因此经络是人体无形能量的运行通道。血管运行的是有形的营养物质——血液，而经络运行的是无形的能量——气，气为血之帅，气运血行，无形能量充足，才能推动血液的运行，血为气之母，有形营养物质充足，才能气化为无形的能量，两者对人的健康都至关重要。人体经络系统纵横交错，能入里出表，通上达下，相互络属脏腑，联络肢节；奇经八脉沟通于十二经之间，从而使人体的各脏腑组织器官有机地联系起来，使人体无形能量运行于周身。

第二节　腧穴基本知识

腧穴是人体脏腑经络之气输注于体表的部位。"腧"通"输"，有输注、转输的意思；"穴"即孔隙的意思。经络是人体之气运行的通道，气是无形能量的载体，穴位是气这种无形能量在经络集中的重要部位。腧穴既是疾病的反应点，亦是针灸、推拿、刮痧的施术部位。腧穴与脏腑、经络有密切关系，是经络能量的集中点，故在腧穴上施以一些刺激，对经络能量影响很大，可治疗全身及脏腑病证。

一、腧穴的分类

腧穴一般分为经穴、奇穴和阿是穴 3 类。

（一）经穴

经穴是指分布在十二经脉和任、督二脉的腧穴，亦称"十四经穴"，都有具体的名称和固定的位置，共有 362 个，是腧穴的主要部分。这类腧穴具有主治本经和所属脏腑病证的作用。

（二）奇穴

奇穴是指未归属于十四经脉的腧穴，亦称"经外奇穴"，有明确位置和具体名称。这类腧穴的主治作用具有一定的针对性，多数对某些病证有特殊疗效，如四缝穴治疗小儿疳积。

（三）阿是穴

阿是穴是指既无具体名称，又无固定位置，而是以压痛点或其他反应点作为针灸推拿施术部位的一类腧穴。又称"不定穴"。

二、腧穴的作用

通过针灸、推拿、刮痧等对腧穴的刺激，可以通经脉，调气血，使阴阳归于平衡，脏腑趋于和调，从而达到扶正祛邪的目的。腧穴的主治作用有 3 个方面的特点。

（一）近治作用

近治作用是经穴、奇穴和阿是穴所共有的主治特点，即腧穴都能治疗其所在部位及邻近部位的病证，即"腧穴所在，主治所在"。如四白、睛明、迎香、地仓、颊车、下关等穴，均能治疗面瘫。

（二）远治作用

远治作用主要是十二经脉在四肢肘、膝关节以下腧穴的主治特点。这些腧穴不仅能治局部病证，而且能治本经循行所到达的远隔部位的病证，即"经络所过，主治所及"。如合谷穴不仅能治上肢病证，而且能治颈部和头面部病证；足三里穴不但能治下肢病证，而且能治胃肠病证等。

（三）特殊作用

腧穴除了近治作用和远治作用外，还具有双向良性调节作用和相对的特殊作用。很多腧穴都有双向良性调节作用，如泄泻时针刺天枢能止泻，便秘时针刺天枢则能通便。有些腧穴还具有相对的特殊作用，如合谷、曲池、大椎可治外感发热；足三里、关元、气海可强壮机体，增强人体的防卫功能。

三、腧穴的定位方法

腧穴的定位方法，又称取穴法，是指确定腧穴位置的基本方法，常用的方法有以下几种。

（一）骨度分寸定位法

骨度分寸定位法是不论大人、小孩，也不论高、矮、胖、瘦，在身体不同部位之间规定为若干等份，每 1 等份作为 1 寸。如前发际（即头发边）至后发际规定为 12 寸。取上星穴时，即取前发际上1寸。这1寸，就是前面所说的12等份中的1等份，常见骨度分寸如下（图3-18）。

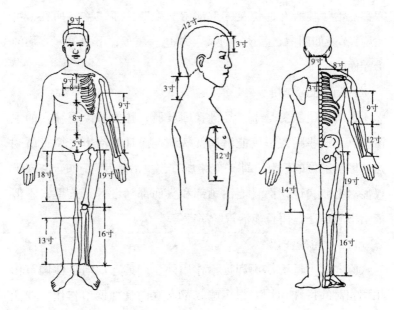

图 3 – 18　常用骨度分寸示意图

1. 头面部

前发际至后发际12寸，前额两发角之间9寸；从大椎至后发际3寸，从眉心至前发际3寸。

2. 胸腹部

两乳头之间8寸；从胸剑联合中点（即心口窝部位）至脐8寸；从脐至耻骨上缘5寸。

3. 背腰部

两肩胛骨内缘之间6寸。

4. 上肢部

腋前横纹至肘横纹9寸，肘横纹至腕横纹12寸。

5. 下肢部

股骨大转子至腘横纹 19 寸；从耻骨联合上缘至髌骨（即膝盖骨）上缘 18 寸；腘横纹至外踝尖 16 寸，从胫骨内侧髁下方至内踝尖 13 寸。

（二）指寸定位法

指寸定位法，又称手指同身寸定位法，是指依据被取穴者本人手指所规定的分寸以量取腧穴的方法（图 3 – 19）。此法主要用于下肢部。在具体取穴时，医者应当在骨度折量定位法的基础上，参照被取穴者自身的手指进行比量，并结合一些简便的活动标志取穴方法，以确定腧穴的标准定位。

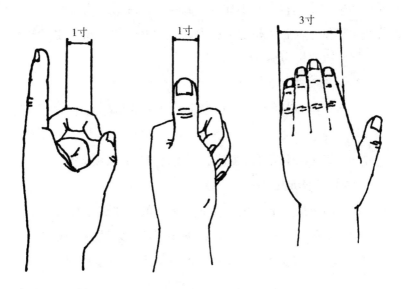

图 3 – 19　手指同身寸定位法

1. 中指同身寸法

使患者中指与大指接成环状，以中指中节侧面两横纹末梢之间的距离作为 1 寸。

2. 拇指同身寸法

以患者拇指的指间关节的宽度作为 1 寸。

3. 横指同身寸法

患者食指、中指、无名指、小指并拢，以中指中节横纹为准，四指的宽度作为 3 寸，此法又名一夫法。

（三）自然标志法

1. 固定标志定位法

在自然姿势下可见的标志，可以借助这些标志确定腧穴的位置。如以腓骨小头为标志，在其前下方凹陷中定阳陵泉；以足内踝尖为标志，在其上 3 寸，胫骨内侧缘后方定三阴交；以眉头定攒竹；以脐为标志，脐中即为神阙，其旁开 2 寸定天枢等。腰背以脊椎为标准等。

2. 活动标志定位法

在活动姿势下才会出现的标志，据此亦可确定腧穴的位置。如在耳屏与下颌关节之间，微张口呈凹陷处取听宫；下颌角前上方约 1 横指当咀嚼时咬肌隆起、按之凹陷处取颊车等。

（四）简便定位法

简便定位法是临床中一种简便易行的腧穴定位方法。如立正姿势，手臂自然下垂，其中指端在下肢所触及处为风市；两手虎口自然平直交叉，一只手食指按在另一只手桡骨茎突上，指尖下凹陷处为列缺。与两肩头相平的最大的脊椎是第 7 颈椎。与两肩胛骨下角相平的脊椎是第 7 胸椎。平脐为第 2、3 腰椎间。平髂嵴最高点为第 4 腰椎上缘。两耳尖直上连线的中点，是百会等。此法是一种辅助取穴方法。

四、常用穴位

（一）上肢部

1. 合谷

【穴位】手阳明大肠经穴，在第2、3掌骨之间。取穴时，稍握举，虎口向上，在靠近第2掌骨缘中央，用手按压，有明显的酸痛感（图3-20）。

【主治】牙痛，感冒，扁桃体炎，咽喉炎，聋哑，头痛，结、角膜炎（表现为眼睛红肿疼痛），鼻炎，肛门痛，抽搐。

【针法】向掌心或后溪穴的方向直刺1~1.5寸。如治疗手指抽筋或麻木，可合谷透后溪。

【针感】局部酸、麻、胀、痛，并向手指或肩部传导。

【注意】本穴容易晕针，孕妇禁针。

2. 中渚

【穴位】手少阳三焦经穴，在手背部。轻握拳，在手背第4、5掌骨间，掌指关节后面的凹窝中（图3-20）。

【主治】耳聋，耳鸣，第4至5指痛，肩、背沉痛感。

【针法】直刺5分左右。

【针感】麻胀感下至4、5指，有时传导至肩部。

3. 后溪

【穴位】手太阳小肠经穴，握拳取穴。本穴在小指外侧（尺侧）第5掌指关节后；轻握拳，在第5掌指关节后的手掌横纹尽头凸起处（图3-20）。

【主治】腰、颈扭伤，腰眼痛，后头痛，头颈颤动，面肌抽搐，耳聋。

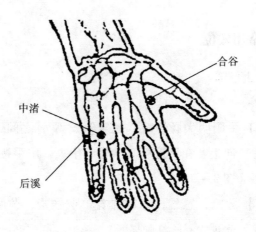

图 3 - 20 合谷、中渚、后溪穴示意图

【针法】直刺 1 ~ 1.5 寸。

【针感】手掌胀痛。

【注意】此穴较痛，手法不宜太重。

治疗手指抽搐或麻痹时，可强刺激或后溪透合谷。

4. 手十二井

【穴位】分属于手三阴经和手三阳经，是手三阴和手三阳经手指最末端的穴位，一侧 6 个穴位，双手共 12 个穴位（图 3 - 21）。

少商：手心向下，在大拇指里侧（桡骨侧），距离指甲根角 1 分许处。

商阳：在食指靠拇指一侧（桡骨侧），距离指甲根角 1 分许处。

中冲：在中指尖的中央，距离指甲约 1 分处。

关冲：在无名指外侧（尺骨侧），距离指甲根角 1 分许处。

少冲：在小指靠近无名指的一侧（桡骨侧），距离指甲根角

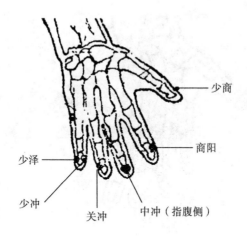

少商

商阳

少泽

少冲

关冲

中冲（指腹侧）

图 3 – 21　手十二井穴（手背面）示意图

1 分许处。

少泽：在小指外侧（尺骨侧），距离指甲根角 1 分许处。

【主治】热病，昏迷，肢端麻木，指腕挛急，癫狂，本经相关病证。

【针法】浅刺 1 分或点刺放血。

5. 十宣

【穴位】经外奇穴。双手 10 指尖正中，距离指甲 1 分处。双手共 10 个穴位（图 3 – 22）。

【主治】高热，昏迷，咽喉肿痛，休克，中暑，肢端麻木。

【针法】浅刺 1 分，或点刺放血。

6. 四缝

【穴位】经外奇穴，手掌向上，手指伸直。两手食指、中指、无名指、小指掌面近心端指关节横纹的中央，一侧共 4 个穴位（图 3 – 22）。

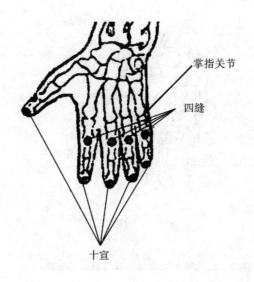

图 3－22　十宣、四缝穴（手掌面）示意图

【主治】小儿消化不良，小儿腹泻，咳嗽气喘，百日咳，疳积。

【针法】点刺后，从针孔中挤出少量黄白色的液体或血液。

7. 列缺

【穴位】手太阴肺经穴。两手虎口交叉，一只手的食指按在另一只手腕后的高骨（即桡骨茎突）正当中，当食指尖到达处，有个凹窝，就是本穴（图 3－23）。

【主治】腕关节痛，咳嗽，头痛。

【针法】针尖向肘部方向斜刺入 8 分～1 寸。

【针感】麻胀感达到腕或肘。

8. 内关

【穴位】手厥阴心包经穴。在前臂掌侧，腕横纹上 2 寸（从手腕上第一条横纹正中向上量 2 寸），正当二筋中间，就是本

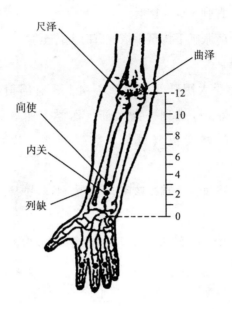

尺泽

曲泽

间使

内关

列缺

图 3 - 23 上肢屈侧主要穴位示意图

穴，与外关相对（图 3 - 23）。

【主治】心痛，心悸，胃痛，上腹痛，恶心，呕吐，吐血，胸痛，聋哑，上肢麻痹。

【针法】直刺 5 分 ~ 1 寸深。治疗上肢麻痹，也可内关透外关。

【针感】麻胀或触电样感向下传至手指，有时向上传至肘、肩。

9. 间使

【穴位】手厥阴心包经穴。在前臂掌侧，腕横纹上 3 寸，内关上 1 寸，就是本穴（图 3 - 23）。

【主治】疟疾，心痛，心悸，胃痛，呕吐。

【针法】直刺5分~1寸。

【针感】麻胀感下传至手指，有时上传至肘。

10. 尺泽

【穴位】手太阴肺经穴。掌心向上，肘部稍弯曲，在肘弯里的横纹上，可摸到一条大筋（医学上叫肱二头肌腱），在这条大筋的桡骨侧（外侧，靠拇指那一边）就是本穴（图3-23）。

【主治】咯血，气喘，咳嗽，潮热，咽喉肿痛，肘臂挛痛，遗尿，丹毒。

【针法】直刺0.5~0.8寸。治丹毒点刺放血。

11. 曲泽

【穴位】手厥阴心包经穴。掌心向上，伸肘取穴。在肘窝横纹，肱二头肌腱尺骨侧（里面，靠近小指一边），就是本穴（图3-23）。

【主治】心痛，心悸，咳嗽，胃痛，呕吐，臂、肘、手腕痛，淋巴管炎。

【针法】直刺0.8~1寸。治淋巴管炎点刺放血。

12. 外关

【穴位】手少阳三焦经穴。在腕关节背侧，腕横纹正中上2寸（约2横指），两骨（尺骨、桡骨）之间，与内关相对（图3-24）。

【主治】腕关节痛，偏头痛，落枕，耳聋，臂外侧痛，上肢麻痹。

【针法】直刺5分~1寸。治疗上肢麻痹，也可外关透内关。

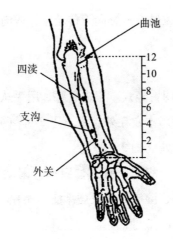

图 3－24　上肢伸侧主要穴位示意图

【针感】麻胀或触电样感向下传至 3、4、5 指，有时向上传至肘、肩。

13. 支沟

【穴位】手少阳三焦经穴，外关上 1 寸（图 3－24）。

【主治】习惯性便秘（即大便干燥）。

【针法】直刺 1～1.5 寸。

【针感】麻胀感下传至手指或上传至肘。

14. 曲池

【穴位】手阳明大肠经穴。肘屈成 60°，虎口向上。本穴在肘横纹尽头靠近骨边缘处（图 3－24）。

【主治】原发性高血压病，荨麻疹，湿疹，皮肤瘙痒症，肩痛，臂痛，偏瘫，扁桃体炎，不寐。

【针法】直刺 1～1.5 寸。治疗上肢瘫痪可曲池透少海（屈肘，当肘横纹内侧尽头处，与曲池相对）。

【针感】麻胀或触电样感向下传至手，或向上传至肩。

（二）下肢部

1. 足三里

【穴位】足阳明胃经穴。正坐屈膝，用手从膝盖正中往外摸一凹窝，称外膝眼。本穴在外膝眼直下3寸（4横指），胫骨外缘1寸（1横指）处（图3-25）。

【主治】不寐，腹胀，腹泻，腹痛，阑尾炎，下肢痛，瘫痪，贫血，荨麻疹，湿疹，皮肤瘙痒症，浮肿。

【针法】直刺1~2寸。

【针感】麻胀或触电样感，下传至足，或上传至膝。

2. 太冲

【穴位】足厥阴肝经穴。足背侧，从脚大跖骨与第2跖骨的趾缝起，向上2横指处，就是本穴（图3-25）。

【主治】头痛，咽喉痛，疝气，月经不调，小儿惊风，胁肋疼痛，呕逆，眩晕等。

【针法】直刺5分~1寸。

【针感】麻胀感传导至足趾或腹部。

3. 委中

【穴位】足太阳膀胱经穴。在腘横纹（膝弯横纹）的正中央，就是本穴（图3-26）。

【主治】腰背痛，膝痛，下肢痿痹，半身不遂，腹痛。

【针法】直刺0.5~1寸，或点刺放血。

【针感】麻胀或触电样感。

4. 承山

【穴位】足太阳膀胱经穴。小腿后面正中，委中与昆仑穴之间。嘱患者足尖着地，足跟提起，用力后蹬，可见小腿肚的肌肉出现一个人字形分叉，在人字交合处，就是本穴（图3－26）。

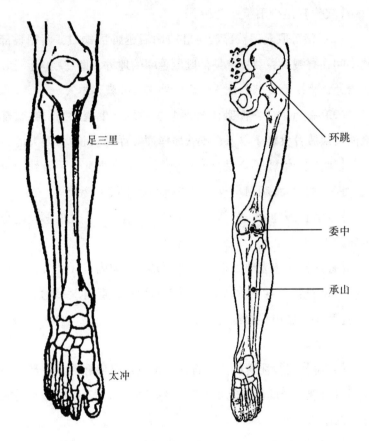

图 3－25　足三里、太冲穴示意图　　图 3－26　环跳、委中、承山穴示意图

【主治】腿肚子转筋（腓肠肌痉挛），腰、腿、脚痛，痔疮，便秘，脚气，足跟不能着地。

【针法】直刺5分～1寸。针刺时患者取俯卧位，肌肉放松进针。

【针感】麻胀或触电样感，下传至足，有时上传至膝。

5. 环跳

【穴位】足少阳胆经穴。

（1）伏卧取穴：从臀裂（肛门向后延伸的缺口，两侧臀部的中间在臀裂，臀裂顶点是接近尾骨端的地方，即屁股沟）上2横指处，将一侧臀部分成3等分，外1/3处就是本穴。

（2）侧卧取穴：仰卧侧身，上腿弯屈，下腿伸直，在臀部侧面，从股骨大转子（在髋骨的中下方，可摸到一圆而大的骨突起，叫股骨大转子）最高起处到臀裂2横指处连一直线，分成3等分，近大转子1/3处，就是本穴（图3-26）。

【主治】腰腿痛，胯部疼痛，麻木，偏瘫，小儿麻痹，遍身风疹。

【针法】①患者俯卧取穴，进针时，稍向内下（朝着大腿根方向）微斜刺2~4寸。②侧卧取穴进针时，直刺2~3寸。

【针感】触电样感觉传导至足。

6. 涌泉

【穴位】足少阴肾经穴。将5个足趾向足底屈曲，在足掌心前面可出现一个凹窝，就是本穴。约当足底2、3趾纹头与足底连线的前1/3处。

【主治】头痛，头晕，失眠，咽喉痛，失音，昏迷不醒，中暑，癫狂痫。

【针法】直刺5分。

【针感】足底胀痛感。

7. 阳陵泉

【穴位】足少阳胆经穴，腓骨小头（从膝关节外边向下能摸到一个小而圆的骨凸起处）前下方 1 寸凹陷处（图 3 - 27）。

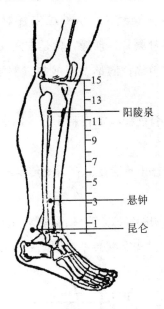

图 3 - 27 下肢外侧主要穴位图

【主治】膝关节痛，偏瘫，下肢外侧痛，两侧胸痛。

【针法】直刺 1 ~ 2 寸。治疗偏瘫可用阳陵泉透阴陵泉。

【针感】麻胀感或触电样感，多传至足，有时传至膝。

8. 昆仑

【穴位】足太阳膀胱经穴。在足部外踝后方，外踝尖与跟腱（脚腕后面的一条大筋）的中间凹陷处，就是本穴（图 3 - 27）。

【主治】踝关节痛，下肢瘫痪，脚跟肿痛，腰背痛，后头痛，难产，胎盘滞留。

【针法】直刺 5 分 ~ 1 寸。治疗下肢瘫痪可昆仑透太溪。

【针感】麻胀感传导至足或小腿。

9. 悬钟（又名绝骨）

【穴位】足少阳胆经穴。从外踝尖直上 4 横指（外踝上 3 寸），腓骨（小腿外侧骨）前缘，就是本穴（图 3 – 27）。

【主治】踝关节痛，髋部及下肢痛，偏瘫，落枕，高血压，足胫疼痛。

【针法】从腓骨前缘内侧直刺 5 分～1 寸。治疗偏瘫可悬钟透三阴交。

【针感】麻胀感下传至足，有时上传至肩。

10. 阴陵泉

【穴位】足太阴脾经穴。在膝部内侧，胫骨内侧髁（从胫骨内侧有一高而圆的骨头突起）下缘凹陷处（图 3 – 28）。

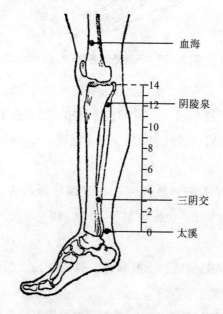

图 3 – 28　下肢内侧主要穴位图

【主治】尿闭，尿失禁，尿道痛，遗精，阳痿，偏瘫，妇科病如月经不调、痛经、白带等。

【针法】直刺1～2寸。

【针感】麻感或触电样感，下传至足，有时上传至会阴部。

11．血海

【穴位】足太阴脾经穴。大腿内侧，膝上2寸。患者正坐屈膝垂足。医生面对患者，辅助手掌按在患者右膝盖上（右手掌按左膝盖上），掌心正对膝盖顶端，拇指尖到达之处，就是本穴（图3－28）。

【主治】湿疹，荨麻疹，丹毒，股内侧痛，经闭，崩漏，皮肤瘙痒症。

【针法】直刺0.8～1寸；斜向上刺，刺入1～1.5寸。

【针感】局部有胀痛感。

12．太溪

【穴位】在内踝与跟腱的中间，用手按压有凹窝处，就是本穴（图3－28）。

【主治】踝关节痛，足跟痛，腰痛，头痛，眩晕，咽喉肿痛，齿痛，耳鸣，耳聋，咳嗽，气喘，月经不调，遗精，阳痿，小便频数，消渴。

【针法】直刺5分～1寸。

【针感】麻胀感放散至足。

13．三阴交

【穴位】足太阴脾经穴，内踝尖直上4横指（内踝上3寸），胫骨内侧缘后方，就是本穴（图3－28）。

【主治】月经不调、痛经、带下、经闭、难产、阴挺、不孕、遗精、阳痿等妇科男科疾病，小便不利、遗尿等泌尿系疾病，以及不寐、偏瘫、消渴、疝气等。

【针法】直刺5分~1.5寸。

【针感】麻胀或触电样感，向下传至足底，有时向上传至大腿根部。

（三）头面部

1. 水沟（人中）

【穴位】督脉穴。找到面部人中沟（鼻下与上嘴唇的中间的一道小沟），本穴在人中沟上1/3处（图3-29）。

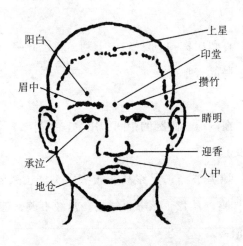

图3-29　面部正侧主要穴位示意图

【主治】人事不省，脊椎骨痛，腰痛，心腹绞痛，胸痛，面肿，唇动，消渴，鼻炎。

【针法】①从下向上斜刺0.3~0.5寸。②横刺5分~1寸（向左右横刺均可）。

【针感】局部胀痛感。

2. 迎香

【穴位】手阳明大肠经穴。在鼻翼外缘 5 分处，鼻唇沟中（即在鼻翼左右两边各有一道纹沟，在鼻唇沟上段与鼻翼最凸处的中间）就是本穴（图 3 - 29）。

【主治】鼻炎，口眼㖞斜，鼻衄。

【针法】直刺 5 分左右。

【针感】局部胀痛感。

3. 印堂

【穴位】督脉穴。在额部，两眉头的中间（图 3 - 29）。

【主治】前头痛，眼痛，头晕，鼻渊，鼻衄，不寐。

【针法】用手捏起皮肤，从上向下沿皮刺入 5 分 ~ 1 寸。

【针感】局部酸、胀、痛感或向鼻部传导。

4. 攒竹

【穴位】足太阳膀胱经穴。在眉头边，入眉毛 1 分多处，就是本穴（图 3 - 29）。

【主治】眼赤痛，眉棱骨痛，目视不明，迎风流泪，头痛，面瘫。

【针法】毫针点刺，放血，或直刺，或沿皮横刺。

【针感】局部酸、胀、痛感。

5. 阳白

【穴位】足少阳胆经穴。正视，正对瞳孔（黑眼仁）直上，眼眉上 1 寸处为本穴（图 3 - 29）。

【主治】眼皮不能闭合（面神经麻痹），眼球颤动，目赤肿痛，头痛，眉骨部疼痛。

【针法】从上向下沿皮刺至眉中穴以下。

【针感】局部胀痛。

6. 眉中（鱼腰）

【穴位】经外奇穴。在眉毛上缘正中间，下对瞳孔，就是本穴（图3-29）。

【主治】近视，眉棱骨痛，目赤肿痛，目翳，眼睑下垂，偏头痛，口眼㖞斜。

【针法】捏起皮肤刺入皮下，针尖斜向眉头沿皮刺入5分~1寸，不灸。

【针感】眼眉部胀痛感。

7. 睛明

【穴位】足太阳膀胱经穴。在内眼角外上1分凹陷处，靠眼眶骨内缘就是本穴（图3-29）。

【主治】视物不清（视神经炎，视神经萎缩，薄翳，眼底出血，玻璃体混浊，视网膜炎，青光眼，早期白内障），近视，结、角膜炎，夜盲，色盲，迎风流泪，眼外斜。

【针法】患者闭目，医者辅助手将眼球推向外侧，针沿眼眶边缘向鼻梁骨方向刺，1~2分深。不宜提插或大幅度捻转，禁灸。

【针感】局部酸胀明显，出针时流泪。

【注意】针此穴最好用细针，缓慢进针，出针后迅速压迫局部，防止出血。

8. 承泣

【穴位】足阳明胃经穴。正视，瞳孔直下7分，当眼球与眶下缘之间，就是本穴（图3-29）。

【主治】近视，眼球颤动，目赤肿痛，夜盲，视神经萎缩，角膜炎。

【针法】辅助手按压颧骨固定眼球，由本穴外下方约1分处刺入，沿皮斜刺，通过本穴，直到内眼角处。不宜提插及捻转，禁灸。

【针感】眼睛有酸胀感。

9. 地仓

【穴位】足阳明胃经穴。平口角，外开5分处（图3-29）。

【主治】唇缓不收，口眼㖞斜，流涎，齿痛，面、腮部疼痛。

【针法】①直刺0.2~0.3寸。②地仓透颊车，从地仓沿皮刺至颊车（下颌角前上方约1横指）处，2~3寸。

【针感】局部胀痛感。

10. 上星

【穴位】督脉穴，本穴在两眉头中间直上4寸，即前发际正中上1寸的小凹窝中（图3-29）。

【主治】头痛，眩晕，目痛，鼻渊，鼻衄。

【针法】针尖沿头皮向头顶或向前额方向刺5分~1寸。

【针感】前头部胀痛感。

11. 百会

【穴位】督脉穴，正坐或仰卧。在头顶部，前发际正中直上5寸，两耳尖直上连线的中点（图3-30）。

【主治】头痛，眩晕，不寐，健忘，中风失语，偏瘫，脱肛，泄泻，痢疾，阴挺，高血压。

【针法】向前或向后沿皮刺0.5~1寸。

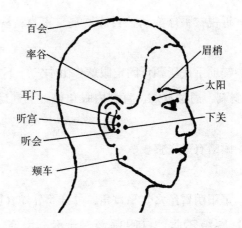

图 3 - 30　侧面部主要穴位示意图

【针感】局部麻胀感。

12. 四神聪

【穴位】经外奇穴。百会穴前、后、左、右各 1 寸小凹窝中，共 4 个穴位。

【主治】失眠，头痛，眩晕，健忘，癫痫。

【针法】皆沿皮向前或向后刺 5 分 ~ 1 寸。

【针感】头顶部胀痛感。

13. 眉梢（丝竹空）

【穴位】手少阳三焦经。在眉毛的末梢凹陷处（图 3 - 30）。

【主治】近视，散光，复视，目赤肿痛，齿痛，神经性头痛。

【针法】捏起皮肤刺入皮下，使眉梢处与眉头呈水平，沿皮由眉梢刺到攒竹约 1.5 寸，不灸。

【针感】局部胀痛感。

14. 太阳

【穴位】经外奇穴。在眉梢和外眼角之间，向后 1 寸的凹陷处（图 3 – 30）。

【主治】偏头痛，目赤肿痛，目眩，目涩，口眼喎斜。

【针法】①直刺 0.3 ~ 0.5 寸深。②斜刺太阳透率谷（穴在耳尖直上 1 寸），沿皮刺至率谷处 1.5 ~ 2 寸。③体壮可太阳点刺出血。

【针感】胀痛感放散至半侧头部。

15. 耳门

【穴位】手少阳三焦经穴。在耳屏上切迹（小耳朵上的缺口处）前方，有个凹窝处，即是本穴（图 3 – 30）。

【主治】耳聋，耳鸣，耳流脓，齿痛。

【针法】①张口直刺 1 ~ 1.5 寸。②斜刺耳门透听宫、听会。

【针感】麻胀感放散至耳部与颞部（侧头部）。

16. 听宫

【穴位】手太阳小肠经穴。耳屏正中的前边，张开嘴时，用手按压有一凹窝，就是本穴（图 3 – 30）。

【主治】耳聋，耳鸣，聤耳（中耳炎，是累及中耳全部或部分结构的炎性病变），齿痛。

【针法】微张口，直刺 0.5 ~ 1 寸。也可平刺透听会。

【针感】麻、胀、痛感放散至耳部或颞部。

17. 听会

【穴位】足少阳胆经穴。在耳屏间切迹（耳屏的前下方小豁口）平齐处，张开嘴时，用手按压有一凹窝，就是本穴（图 3 – 30）。

【主治】耳聋，耳鸣，聤耳，齿痛。

【针法】张口，直刺 0.5 ~ 0.8 寸。

【针感】局部胀痛感。

18. 颊车

【穴位】足阳明胃经穴。下颌角前上方约 1 横指处，咬牙时，在下颌角前有一块肌肉（医学上叫咬肌）突起，在这块肌肉中间用手按压有凹陷并有疼痛感觉，此处就是本穴（图 3-30）。

【主治】牙痛，口歪，颊肿。

【针法】①直刺 0.3~0.4 寸。②向嘴角方向地仓穴斜刺0.5~1.5 寸。

【针感】面颊部胀痛感。

19. 下关

【穴位】足阳明胃经穴。正坐，闭嘴取穴。在耳屏前，颧弓下的凹陷内，就是本穴（这个地方如果张开嘴，凹陷就鼓了起来，图 3-30）。

【主治】牙痛，下颌关节痛，耳聋，耳鸣，耳流脓。

【针法】直刺 0.3~0.5 寸深。

【针感】侧面部有酸胀感。

20. 翳风

【穴位】手少阳三焦经穴，在耳垂后凹陷处。取穴时将耳垂往后按，耳垂的边缘正当耳后乳突前下方的凹陷处，或者耳后乳突与下颌角之间凹陷处，就是本穴。这个凹陷，如果用手按压，嗓子内有发紧、发憋、很不好受的感觉（图 3-31）。

【主治】耳聋，耳鸣，耳流脓，口眼㖞斜，牙痛。

【针法】从骨边缘斜向对侧耳尖方向刺入 0.5~1.5 寸。

【针感】麻、胀、痛感放散至耳部与颞部。

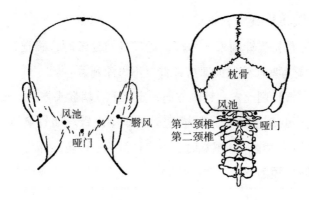

图 3 - 31　后头部主要穴位示意图

21. 风池

【穴位】足少阳胆经穴。斜方肌（脖子后面的大筋）两旁，头发边内的凹窝中；也可找枕骨下，胸锁乳突肌与斜方肌上端之间的凹陷处，就是本穴（图 3 - 31）。

【主治】偏头痛，后头痛，头晕，视物不清，颈项强痛，目赤肿痛，耳鸣，面肌抽动，头颈颤动，感冒，热病，中风。

【针法】①斜刺，向对侧眼窝方向刺入 5 分 ~ 1 寸。②横刺，治疗头颈颤动、后头痛时，可右风池透左风池，刺入 1 ~ 2 寸。

【针感】胀痛放散至后颈或眼部。

22. 哑门

【穴位】督脉穴。正坐低头取穴。颈后正中后发际向上 5 分处（第 1 ~ 2 颈椎间），就是本穴（图 3 - 31）。

【主治】舌强不语，暴喑，精神分裂症，后头痛，脊柱痛，癫痫，瘾症。

【针法】进针时，让患者低头，向喉头方向刺，缓进勿提插，刺入 0.5~1 寸，不可灸。

【针感】当针刺入 1 寸深，通过棘间韧带时，感觉针发滞，患者感觉有些胀痛，此时应停针，不再深刺。

【注意】刺此穴，针刺方向一定朝下、朝喉头方向，千万不能朝上。患者有触电一样感觉后，即应出针。如针刺入过深，而患者仍无触电一样感觉时，不应再深刺，以防意外。

（四）颈部

1. 天突

【穴位】任脉穴。本穴在胸骨上缘，喉正中央的凹陷处，胸骨后气管前（图 3-32）。

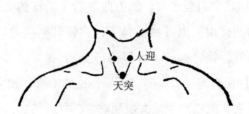

图 3-32 天突、人迎穴示意图

【主治】咳嗽，哮喘，暴喑，咽喉肿痛，呕吐，咽炎，打嗝（呃逆），梅核气。

【针法】正坐仰头或仰卧。先直刺 0.2 寸，再将针尖朝向下方斜刺，从胸骨后气管前刺入 0.5~1 寸，可用大幅度捻针 2、3下，使之产生针感。

【针感】咽部有憋气感（似窒息样感）。

【注意】不要直刺，以免刺伤气管。也不要向左右斜刺。

2. 人迎

【穴位】足阳明胃经穴，仰头取穴。本穴在喉头突起处旁开

1.5 寸处，胸锁乳突肌（颈两旁大筋）的前缘（图 3 –32）。

【主治】原发性高血压病，暴喑，喉炎，扁桃体炎，甲状腺肿。

【针法】用辅助指腹压在穴位上的动脉跳动处，针尖沿着辅助手指甲刺入 0.3 ~ 0.6 寸。

【针感】麻胀感向肩或肘部传导。

3. 大椎

【穴位】督脉穴，正坐低头取穴。第 7 颈椎（从脖子后正中向下摸到一个突起，最高的脊椎骨）下的凹陷处，就是本穴（图 3 –33）。

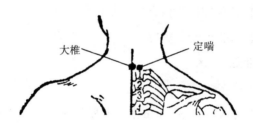

图 3 –33　大椎、定喘穴示意图

注：第 7 颈椎特点：①棘突最长而较突出。②平肩。随颈转动而转动。

【主治】感冒，颈无力，脊椎痛，发热，咳嗽，气喘，骨蒸盗汗，落枕，疟疾。

【针法】向上斜刺 0.5 ~ 1 寸。

【针感】麻胀感向头、向腰或向两肩传导。

4. 定喘（治喘）

【穴位】经外奇穴。本穴在大椎穴旁 5 分处，即第 7 颈椎与第 1 胸椎间两侧的骨缘处（图 3 –33）。

【主治】落枕，哮喘，咳嗽，荨麻疹，脊柱两侧痛，后脖子痛。

【针法】直刺0.5～1寸。

【针感】麻胀感向下传至背或腰部。

【注意】不要离脊椎太远，防止刺伤肺脏，发生气胸。

5. 廉泉

【穴位】任脉穴。本穴在喉头上方，喉结上方舌骨上缘凹陷处。取穴时，也可拇指朝下，指关节横纹放在下巴骨（下颌骨）正中，当拇指尖到达之处即是。

【主治】舌下肿痛，舌根缩急，舌强失语，暴喑，喉炎。

【针法】针尖斜向舌根方向斜刺0.5～0.8寸。

【针感】舌根部有胀痛感。

（五）腹部

1. 中脘

【穴位】任脉穴，腹部正中，肚脐上4寸，胸剑联合中点（在胸骨柄上端，心口窝上边正中的护心骨上端）到肚脐连线的中点（图3-34）。

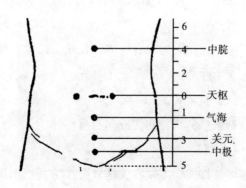

图3-34 腹部主要穴位示意图

【主治】胃痛，呃逆，吞酸，腹痛，腹胀，腹泻，腹鸣，呕吐，便秘，黄疸。

【针法】直刺0.8~1.2寸。

【针感】上腹麻胀感。

【注意】肝、脾肿大至中脘部位的，勿深刺。

2. 天枢

【穴位】足阳明胃经穴。从肚脐左右两边向外2横指（脐旁2寸，两乳头间连线为8寸）处，就是本穴（图3-34）。

【主治】腹胀，腹泻，腹痛，肠鸣，肠痈，痢疾，便秘，痛经，白带多。

【针法】直刺0.8~1.2寸。

【针感】麻胀感传导至侧腹部。

3. 气海

【穴位】任脉穴。腹部正中，由肚脐直下至耻骨上缘分成5等分（折作5寸），气海在脐下1.5寸处（图3-34）。

【主治】胃下垂，腹痛，便秘，泄泻，尿潴留，遗尿，阳痿，月经不调，经闭，不孕，中风脱证。

【针法】直刺0.8~1.2寸。孕妇慎用。

【针感】局部胀痛，有的向脐部放散。

4. 关元

【穴位】任脉穴。腹部正中，本穴在肚脐下至耻骨上缘3等分（3寸）处（图3-34）。

【主治】月经不调，白带多，痛经，阳痿，遗精，遗尿，尿频，尿急，尿道痛，尿潴留（小便不通），下腹痛，胃下垂，痢疾。

【针法】直刺0.5~1寸。针前排尿，孕妇禁针。

【针感】麻胀感向下传导至龟头或尿道处。

5. 中极

【穴位】任脉穴。腹部正中，肚脐直下到耻骨上缘，分成5等分，本穴在脐下4等分处，关元下1寸（图3-34）。

【主治】月经不调，白带多，阳痿，遗精，遗尿，尿频，尿急，尿道痛，尿潴留，小肚子痛等。与关元主治相比，中极偏于局部作用，关元偏于强壮。

【针法】同关元。

【针感】同关元。

（六）背腰部

1. 肩井

【穴位】足少阳胆经穴。正坐，在肩上，本穴在大椎与肩峰端连线的中点上，前直下为乳中（图3-35）。

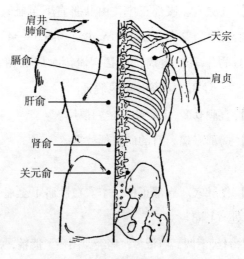

图3-35　背腰部主要穴位示意图

【主治】肩背麻痛，上肢不遂，颈项强痛，乳汁不下，乳痛，难产。

【针法】直刺 0.5～0.8 寸。

【注意】深部正当肺尖，切不可深刺。瘦小者进针易浅。

2. 肩贞

【穴位】手太阳小肠经穴。正坐，上臂靠近胸的侧壁。本穴在肩关节后下方，腋后纹头上 1 寸（图 3 - 35）。

【主治】肩胛痛，肩臂麻痛。

【针法】直刺 0.5～1 寸。

【注意】勿向胸侧斜刺，以免伤肺。

3. 天宗

【穴位】正坐，自然垂臂；或俯卧，双臂紧贴身体两侧。在肩胛部，肩胛骨上缘与肩胛骨下缘连线的上 1/3 处，冈下窝中央凹陷处，与第 4 胸椎相平（图 3 - 35）。

【主治】肩胛疼痛，肘臂外后侧痛，气喘，乳痈。

【针法】直刺或斜刺 0.5～0.7 寸。

【注意】切不可深刺。

4. 命门

【穴位】督脉穴。腰部正中，俯卧取穴，第 2 腰椎棘突下凹陷中，为本穴。

【主治】腰酸背痛，遗尿，尿频，泄泻，遗精，阳痿，白带多，月经不调。

【针法】直刺 0.5～1 寸。

【针感】麻胀感传导至臀或膝部。

5. 膈俞

【穴位】足太阳膀胱经穴。俯卧取穴。第7腰椎（正坐，自然垂臂，平肩胛冈下缘）棘突下旁开1.5寸（膀胱经第1侧线，脊椎正中与肩胛冈内缘水平线为3寸，图3-35）。

【主治】背痛，脊强，遍身瘙痒，潮热，盗汗，荨麻疹。

【针法】针尖朝向脊椎方向斜刺0.5~0.8寸。

【注意】背部穴位勿直刺或深刺。

6. 关元俞

【穴位】足太阳膀胱经穴。俯卧取穴。由第4腰椎（与髂嵴最高点相平的脊椎骨为第4腰椎上缘）向下摸一个锥体为第5腰椎。本穴在第5腰椎棘突，下旁开1.5寸处（图3-35）。

【主治】痛经，腰痛，小便不利，遗尿，消渴。

【针法】直刺1.5寸。

【针感】麻胀感传导至臀或膝部。

7. 背俞穴

背俞穴是脏腑之气输注于背部的穴位，均分布在足太阳膀胱经在背部的第1侧线上，其位置大体与相关脏腑所在部位相接近。背俞穴共12个穴位，分别为肺俞、厥阴俞、心俞、肝俞、胆俞、脾俞、胃俞（第3、4、5、9、10、11、12胸椎棘突下旁开1.5寸）；三焦俞、肾俞、大肠俞（第1、2、4腰椎棘突下旁开1.5寸）；小肠俞、膀胱俞（骶正中脊旁开1.5寸平第1骶后孔、平第2骶后孔）。

（1）肺俞

【穴位】第3胸椎棘突下旁开1.5寸（图3-35）。

【主治】咳嗽，气喘，胸满，骨蒸潮热，盗汗。

【针法】针尖朝向脊椎方向斜刺 0.5～0.8 寸。

【注意】背部穴位勿直刺或深刺。

（2）肝俞

【穴位】第 9 胸椎棘突下旁开 1.5 寸（图 3－35）。

【主治】脊背痛，胁痛，目赤，目视不明，夜盲，眩晕，癫狂痫。

【针法】针尖朝向脊椎方向斜刺 0.5～0.8 寸。

【注意】背部穴位勿直刺或深刺。

（3）肾俞

【穴位】第 2 腰椎（与髂嵴最高点相平的脊椎骨为第 4 腰椎上缘，向上摸 2 个椎体，为第 2 腰椎）棘突下（一般与肚脐相平），旁开 1.5 寸（图 3－35）。

【主治】腰痛，耳鸣，耳聋，遗精，阳痿，遗尿，小便不利，月经不调，不寐，消渴。

【针法】直刺 0.8～1 寸。

【针感】麻胀感传导至臀或膝部。

第四章　常用中医养生康复技术

随着人们物质生活、精神生活的提高，医疗、保健意识也日益增强，"预防为主""全民健身"已成为人们的普遍共识和自觉行为。由于中医养生康复技术具有"简、便、效、廉"的特点，深受广大群众的喜爱，目前已成为人们寻求祛病健身、延年益寿的最佳选择。中医养生康复技术繁多，本章主要介绍中医心理干预技术、中医五音疗法、中医饮食五味养生、中医膏方、中医药酒技术、针刺技术、中医推拿技术、拔罐技术、灸法、刮痧技术、针刺放血疗法、中医养生康复功法等中医养生康复技术。

第一节　中医心理干预技术

在长期的医疗实践中，历代医家不仅十分重视言语疏导、移情易性、暗示等心理治疗方法，并且总结了"以情胜情"独特而系统的理论，用之临床每获奇效。

一、情志疗法

情志是中医学的专有名词，是对喜、怒、忧、思、悲、恐、惊所代表的一切心理活动的概括。中医所说的七情是喜、怒、忧、思、悲、恐、惊七种情绪。情志疗法在心理治疗中所采用的思胜恐、怒胜思都体现了人的认知对情绪、心理健康的影响。

（一）情志相胜疗法

1. 治疗原理

中医学将情志活动归为五志，五志过极就会出现各种疾病。情志相胜疗法就是依据五行相克理论，以此情胜彼情来治疗情志疾病的一种方法。吴崑在《素问吴注·黄帝内经素问第二卷·阴阳应象大论》中详细解读了五脏与五气的关系："人有五脏化五气，以生喜怒悲忧恐。五脏，心志喜，肝志怒，肺志悲，脾志忧，肾志恐，故云化五气。故喜怒伤气，寒暑伤形。喜则气缓，怒则气上，是喜怒伤气。寒邪入肾，暑邪入心，是寒暑伤形。暴怒伤阴，暴喜伤阳。大怒则形气绝，而血菀于上，暴怒伤阴也。大喜则气不续，令人卒死，暴喜伤阳也。"在《医方考·情志门》中曰："情志过极，非药可愈，须以情胜。故曰：怒伤肝，悲胜怒。喜伤心，恐胜喜。思伤脾，怒胜思。忧伤肺，喜胜忧。恐伤肾，思胜恐。"在《素问吴注·黄帝内经素问第三卷·移精变气论》中强调："移易精神，变化脏气，如悲胜怒，恐胜喜，怒胜思，喜胜悲，思胜恐，导引营卫，皆其事也。"

2. 治疗方法

首先确定致病情志的性质或当下情志状况，如或因思念亲人郁闷，或因喜从天降，大喜过甚，或因挫折而悲伤等。其次根据"五行生克关系"选择治疗"相胜"的情绪。例如恐胜喜疗法，是指恐惧情绪可以克制过度喜悦的情绪或由过度喜悦引起的疾病。保持愉快心境有益健康，但喜悦过度则会引起疾病，中医学认为过喜伤心，可令人心气涣散、神不守舍、神思恍惚、健忘等。

（二）顺情从欲疗法

顺情从欲疗法又叫顺意疗法，就是顺从患者的意念、情绪，满足患者的身心需求，以释却患者心理病因的一种心理治疗方法。主要适用于因情志意愿不遂所引起的心身疾病。

人的一切活动都是为了满足生理或心理的需要。朱丹溪说："饮食男女、人之大欲存焉……男女之欲，所关甚大；饮食之欲，于身尤切。"说明生理或心理的渴求与欲望是客观存在的，衣、食、住、行等生活必要物质的需求是正当的。爱情婚姻、家庭子女、求学就业等亦是人类社会生活的必然现象，医者应引导患者尊重自己的欲望，正视自己的追求。

（三）宣泄疗法

宣泄疗法是让患者把压抑的情绪发泄出来，以减轻和消除心理压力，从而达到治疗目的的一种心理疗法。

当人受到挫折后，用意志力量压抑情绪，虽然可以表现出神情自若，但这只是掩饰了内心的情绪，却不能解决情绪纷扰，长时间会损害健康，甚至引起疾病。情绪的发泄，尤其是不良情绪的适度发泄，可以把不快情绪释放出来，从而使紧张情绪得到缓解。主要分为发怒宣泄、哭泣宣泄、太息宣泄、旅游宣泄、运动宣泄等。

二、认知疗法

认知疗法是指通过语言或其他方式来启发患者，使其逐渐认识到原有的认知、情绪表现是错误的，从而建立起健康的认知，克服情绪、过激行为等方面的不良表现。

（一）劝说开导法

劝说开导法是针对患者的病情及其心理状态、情感障碍等，采用语言交谈方式进行疏导，以消除其致病心因，纠正其不良情绪和情感活动等的一种心理治疗。劝说开导法应用范围极广，是中医心理治疗的重要方式之一，劝说之人要有包容之心，不掺入主观臆断的言辞，尽量少用评价性语言，使其从内心认可接纳你的说辞。

（二）行为开导法

行为开导法是指开导者使用自己的行为（非语言）对患者进行开导，引导患者完成一些自认为不可能完成但实际自己可以实现的事情，增加自信和认可的开导法。西方认知疗法也有用行为作为治疗手段的，但多半是局限于患者做出的尝试性行为，如对抑郁患者自信心降低、行动受阻，心理医生鼓励患者尝试一些活动，以此证明患者的潜力，减弱其自卑的错误认知。

（三）祝由法（即移精变气法）

祝，告也。由，病之所以出也。祝由术可追溯到上古时期，有着悠久的历史和成熟的经验。《古今医统大全·五帝》记载："苗父，上古神医，以菅为席，以刍为狗。人有疾求医，但北面而咒，十言即愈，古祝由科，此其由也。"《素问·移精变气论》中黄帝曰："余闻古之治病，唯其移精变气，可祝由而已。"《素问识·移精变气论》中关于祝由术注解为："祝，咒同；由，病所从生也，故曰祝由。""然上古治病，祝由而已。以其病微浅，故其法甚略。后世病者滋蔓，而所感既深，符印祝诅，兼取并用。"可见祝由术是以心理疏导为主的治疗方法，主要用来治疗心理和精神疾病。移精变气是祝由愈病的机理。祝由术以"知百病之胜，先知其病之所从生"（《灵枢·贼风》），"移精变气"为理论的核心部分，使祝由术成为中医心理学的基本内核。

三、行为疗法

中医学中虽无行为疗法一词，但在广博的中医古籍中，与其类似的内容颇多。中医学把各种心理疾病看成是异常行为，认为可以通过调整及改造建立新的健康行为，治愈心理疾患。常用的方法有如下几种。

（一）厌恶疗法

厌恶疗法是指把令患者产生厌恶情绪的感觉刺激与需要消除的行为和症状紧密结合起来，建立厌恶条件反射，使患者产生强烈的躲避倾向及明显的身体不适感，从而矫正其病态行为的方法。

（二）习见习闻法

习见习闻法是指通过反复练习，使受惊敏感的患者对刺激习惯而恢复常态的心理疗法。习见习闻法类似于现代行为治疗中的系统脱敏法。

（三）心理转移法（移情易性法）

心理转移法是指通过改变患者心理活动的指向性，使其注意焦点从病所转移到其他方面，以减轻病情或使疾病痊愈的一种心理疗法。

心身疾病中一些导致或影响疾病的境遇或情感因素，常成为影响患者心身功能稳定的刺激灶。患者往往将注意力集中在疾病上面，它反复地作用于患者心身功能，使心身功能日趋紊乱，而这种紊乱又强化了刺激的作用，使患者陷入苦闷、烦恼和忧愁之中，甚至紧张、恐惧、惶惶不可终日。有的患者甚至夜间不能入睡，以致形成恶性循环，使疾病迁延难愈。这类患者可借助移情易性转移注意疗法，有意识地转移患者的病理性注意中心，以消除或减弱它的劣性刺激作用，达到《续名医类案》中提到的"投其所好以移之，则病自愈"的目的。

（四）模仿法

模仿法是指通过旁人有意示范来培养患者的正常行为，与现代行为疗法中的模仿法基本相同。

（五）冲击疗法

冲击疗法是指让患者一下子面对大量的恐惧、惊悚、悲伤等情况，使个体的恐怖反应逐渐减轻，甚至最终消失。它的基本原则与系统脱敏法相反，不是使患者按轻重程度逐渐面对所惧怕的情况，而是一下子用较大的冲击使患者忘却之前的恐惧等。

（六）行为满足法

行为满足法是指尽量使患者的心理需求得到满足，缓解其心理压力，从而达到治愈心理疾患的一种心理治疗方法。

四、暗示疗法

暗示疗法是指采用含蓄、间接的方式对患者的心理状态产生影响，以诱导患者在不知不觉中接受医生的治疗性意见，或通过语言等方式，剖析本质、真情，以解除其心中的疑虑，或产生某种信念，或改变情绪和行为，甚或影响其生理功能，从而达到治疗疾病目的的一种心理疗法。

治疗方法：使用语言或借物示意。语言暗示，包括词句语言和肢体语言。语言暗示在人们的生活实践中常常用到，并不陌生。比如《世说新语·假谲》中"望梅止渴"的故事。"梅"这个词代表了那种甜丝丝、酸溜溜的可以止渴的水果——梅子，它间接地刺激了人们的大脑皮层，引起条件反射，自觉不自觉地流出了口水，也就不觉得渴了。这个就是典型的有着惊人力量的语言暗示。借物暗示，指借助于一定的药物、物品，暗示出某些现象或事物，以解除患者心理症结的方法。

五、精神支持疗法

精神支持疗法是一种以"支持"为主的特殊性心理治疗方法。在生活中，有的人遭遇严重的事故或心理创伤，如发觉自己的配偶有不贞行为，或面临亲人受伤或死亡等意外事件，心理难以承受，难以控制自己的感情，精神几乎崩溃，感到手足无措需依靠别人的"支持"来缓解心理上的难关时，就有必要对其提供支持，帮助其应付危机。

第二节　中医五音疗法

百病生于气，止于音。古代的音乐和现在的音乐有所不同，古代音乐只有五音——角、徵、宫、商、羽，这五个音阶分别被中国传统哲学赋予了五行的属性——木（角）、火（徵）、土（宫）、金（商）、水（羽）。中医学认为，音乐可以影响人的情绪和身体。当音乐中的曲调与情志、脏气产生共鸣互动后，可以起到动荡血脉、通畅精神和心脉的作用。生理学上，当音乐振动与人体内的生理振动（如心率、心律、呼吸、血压、脉搏、脏气等）相吻合时，就会产生共振、共鸣现象，从而促进身心健康。这就是"五音疗疾"的身心基础。

"百病生于气"，这个"气"不仅是情绪，也包含五脏的脏气。每个人的身体结构不同，五脏的脏气也不同，通过配合不同的音乐可以防病、养生。当然，五音防病不是用某个音去调理某个脏器，而是运用五行原理，使它们相生、相克又相互制约，用五音搭配组合，根据个体情况适当突出某一种音来调和身体。

一、五音疗法的概念

五音疗法是以中医传统理论为基础，运用宫、商、角、徵、羽五种不同音调的乐曲防治疾病的一种方法。五音疗法是基于中医五行学说中的相生相克关系，将五音和五脏相结合，是五行学说中的重要部分。

五音指宫、商、角、徵、羽五种音律，用简谱记作 1、2、3、5、6。"五声"一词最早出现于《周礼·春官》："皆文之以五声，宫商角徵羽。""五音"最早见于《孟子·离娄上》："不以六律，不能正五音。"我国古代藥、樂二字音义同源。我国人民很早就认识到药物、音乐、疗疾三者之间有密切联系。

二、五音与五脏的关系

据《黄帝内经》中记载，五音之角、徵、宫、商、羽，对应五行之木、火、土、金、水，内应五脏之肝、心、脾、肺、肾，可以调控五志之怒、喜、思、悲、恐。

角、徵、宫、商、羽这五种不同调式音乐的声波振荡，影响人体内气的运动方式，分别顺应木气的展放、火气的上升、土气的平稳、金气的内收、水气的下降，调节肝、心、脾、肺、肾五大系统。通过对气机和脏腑功能的影响，进而可达到优化心理状态、激发情感变化的作用。

（一）角

"角"为肝之音，相当于简谱中的"3"。

角调式乐曲：为大地回春，万物萌生，生机盎然的旋律。曲调亲切爽朗，有木之特性（木性条达，舒畅、柔和、调畅、通达），内应肝，能够调节肝气上升，促进人体气机的升发调畅。所以可以疏通肝火，清利肝胆，解郁，抑制怒气。

推荐曲目：《胡笳十八拍》。肝顺需要木气练达，这首曲子中属于金的商音元素稍重，刚好可以克制体内过多的木气，同时曲中婉转地配上了较为合适的属于水的羽音，水可以很好地滋养木气，使之柔软、顺畅。

最佳欣赏时间：19：00～23：00。这是一天中阴气最重的时间，一来可以克制旺盛的肝气，以免过多的肝气演变成火；另外，可以利用这个时间旺盛的阴气来滋养肝，使之平衡、正常。

（二）徵

"徵"为心之音，相当于简谱中的"5"。

徵调式乐曲：风格热烈欢快，活泼轻松，构成层次分明、性情欢畅的气氛，具有火之特性（炎上、升提），可以清心火，疏通心脉，稳定血压，可入心。

推荐曲目：《紫竹调》。心气需要平和，这首曲子很独特，运用属于火的徵音配合属于水的羽音，平和心气。补水可以使心火不至于过旺，补火又可使水气不至于过凉，利于心脏的功能运转。

最佳欣赏时间：21：00~23：00。中医最讲究睡子午觉，所以一定要在子时之前听，让心气平和下来，过早过晚听都不太合适。

（三）宫

"宫"为脾之音，相当于简谱中的"1"。

宫调式乐曲：风格悠扬沉静，淳厚庄重，有土之特性（中和、厚重、敦厚），且土具有载物、化生万物之能，故土载四方，为万物之母，能够调节脾脏的升降功能，健脾祛湿，有助于维持全身气机，可入脾。

推荐曲目：《十面埋伏》。脾气需要温和，这首曲子中运用了比较频促的徵音和宫音，能够很好地刺激脾胃，使之在乐曲的刺激下，有节奏地对食物进行消化、吸收。

最佳欣赏时间：进餐时，以及餐后1小时内欣赏效果比较好。

（四）商

"商"为肺之音，相当于简谱中的"2"。

商调式乐曲：风格高亢悲壮，铿锵雄伟，具有金之特性（高亢悲壮，铿锵雄伟，能柔能刚，内应肺），可以调节肺的宣发肃降功能，促进气机通畅。金的特征，坚固的同时能宣发和肃降。商调有金的特征，可以养阴保肺气，肃降浊气，宣发清气，可入肺。

推荐曲目：《阳春白雪》。肺气需要滋润，这首曲子曲调高昂，包括属于土的宫音和属于火的徵音，一个助长肺气，一个平衡肺气，再加上属于肺的商音，可以通过音乐把肺从里到外彻底梳理一遍。

最佳欣赏时间：15：00~19：00。太阳在这个时间段开始西下，归于西方金气最重的地方，体内的肺气在这个时段是比较旺盛的，随着曲子的旋律，一呼一吸之间，里应外合，事半功倍。

（五）羽

"羽"为肾之音，相当于简谱中的"6"。

羽调式乐曲：风格清纯，凄切哀怨，苍凉柔润，如天垂晶幕，行云流水，具有"水"之特性（润泽向下、奔放、收藏），能够助养肾气。水有润下的特征，内应肾。羽调有水的特征，所以可以补肾气，防止气机下降，可入肾。

推荐曲目：《梅花三弄》。肾气需要蕴藏，这首曲子中舒缓合宜的五音搭配，不经意间运用了五行互生的原理，反复的、逐一的将产生的能量源源不断输送到肾中。一曲听罢，神清气爽，倍感轻松。

最佳欣赏时间：7：00~11：00。这段时间在一天里是气温持续走高的一个过程，人和大自然是相互影响的，在这个时间段，太阳在逐渐高升，体内的肾气受外界的感召也蠢蠢欲动，此时用属于金性质的商音和属于水性质的羽音搭配比较融洽的曲子可以促使肾中的精气隆盛。

三、五音疗法的临床应用

（一）未病先防，既病防变

中医预防原则以未病先防居首，五音疗法根于中医思维，故而未病先防也是五音疗法的核心治则。亚健康是指人体处于健康和疾病之间的一种状态。处于亚健康状态者，表现为一定时间内的活力降低、功能和适应能力减退的症状，但不符合现代医学有关疾病的临床或亚临床诊断标准。五音疗法是将中医学中阴阳五行、天地人合一的理论与音乐相结合，五种调式的音乐因选用的主音不同，旋律和配器不同，所发出的声波和声波形成的场质不一样，故对脏腑及情志的作用也各有所异。

音乐疗法不只通过生理途径来治疗疾病，还通过心理途径来改善机体状况。良性的音乐能提高大脑皮层的兴奋性，可以改善人的情绪，激发人的感情，振奋人的精神。五音疗法在改善情绪方面效果更加显著。

（二）临床应用

1. 失眠

失眠的原因有多种，原因不同，治疗方法也不同。心脾两虚而致的失眠，当以健脾益气，养心安神治之。根据五行相生相克、相互制化的规律，可适用"宫"调类和"徵"调类的音乐进行治疗，其中"宫"调类音乐能安神定志，"徵"调类音乐比较欢快、轻松，可以舒心守神，促进心血管功能。阴虚火旺而致的失眠，当以滋阴降火，交通心肾治之，可以选用"徵"调类和"羽"调类的音乐进行治疗。心胆气虚而致的失眠，当以益气镇惊，定志安神治之，可以选用"徵"调类和"角"调类音乐进行治疗。肝郁火旺而致的失眠，当以清肝泻火，安神定志治之，可选用"角"调类和"徵"调类音乐进行治疗。其中"角"调类音乐为春之音，五行属木，与人体肝胆相通，可以疏肝理气，有促进机体内气机伸展条达、舒畅情志之功，而"徵"调类音乐有舒畅心气、养心守神、安神定志之功效。

2. 抑郁症等情志类疾病

《素问·阴阳应象大论》说："人有五脏化五气，以生喜怒悲忧恐。"喜、怒、忧、思、悲、恐、惊被称为七情，人之生而有情，七情是人心灵动态的一个概括，而曲调的变化是模仿人心灵的动态进行变化，音乐恰好与人的心灵感受相结合、呼应，对于七情引起的疾病有独特的作用。金代医家张子和颇有见地地说："以悲治怒，以怆恻苦楚之音感之；以喜治悲，以谑戏狎之言误之；以恐治喜，以迫遽死亡之言怖之；以怒治思，以侮辱欺罔之事能之；以思治恐，以虑彼志此之言夺之。凡此五者，必诡诈谲怪，无所不至，然后可动人耳目，易之视之。"七情和悦乃健康长寿之基，音乐正是通过意识情感的作用，对五脏的生理病理产生影响，用音乐"雪其躁气，释其竞心"，追求"淡泊宁静，心无尘翳"，达到养生的目的。

3. 疼痛

音乐疗法是一种非侵入性、非药物性的辅助疗法，它是利用人与音乐的特殊关系来改善人体的健康状态。有研究表明，听音乐可以分散注意力，减轻疼痛感知，并促进身体对疼痛的忍耐力。音乐通过刺激大脑中与情绪和奖赏相关的区域，如下丘脑和杏仁核，释放出内啡肽等内源性镇痛物质，起到镇痛的效果。此外，音乐还可以调节自主神经系统，促进身体的放松和舒适感，从而缓解疼痛和紧张情绪。音乐疗法对各类慢性疼痛、围手术期疼痛、有创诊疗操作疼痛、癌痛等有良好的缓解作用，可以作为长期疼痛的辅助治疗措施。对于术后疼痛的控制，主要目的是减少不适感，音乐疗法在各类术后的疼痛控制中逐渐受到重视。对于癌症患者而言，疼痛是最大的威胁，音乐疗法可以转移患者的注意力，进而减轻疼痛。

4. 高血压

听放松性音乐可以使高血压患者的血压及脉搏降低，收缩压的下降程度显著大于不听放松性音乐只静卧的人。有研究表明，放松性音乐可以促进身体和心理的放松，进而降低交感神经系统的活性，减少血压的升高。听音乐可以激活副交感神经系统，降低身体的应激反应，使心率和血压得到调节。此外，放松性音乐还可以对情绪产生积极影响，减少焦虑和压力，从而降低交感神经系统的兴奋状态，进一步减缓心率和降低血压。

第三节　中医饮食五味养生

中医饮食五味养生，是指选择食物时不仅要考虑到食物的营养成分，还要考虑食物的色泽与性味（四气五味）。食物的"四气"，即食物寒、热、温、凉属性。食物寒、热、温、凉属性一般虽较药物为弱，但若长期食用，则食物偏性就会对身体产生较大影响。例如荸荠、梨、苦瓜、鸭肉、绿豆、甲鱼、银耳、番茄、猪肉、丝瓜、白萝卜等寒凉性食物，大多具有清热、泻火、解毒、滋阴、生津等功效，可减轻甚至消除热性病证，养护人体阴液，适用于体质偏热者，或暑天多食。酒、葱、姜、韭菜、大蒜、辣椒、胡椒、羊肉、牛肉、荔枝、龙眼、红糖等温热性食物，大多具有温中、散寒、助阳、活血、通络之功，可以辅助人体阳气，减轻或消除寒性病证，适用于体质虚寒者，或秋冬季节多食。食物的"五味"，则是指酸、苦、甘、辛、咸五种食物表现出来的味道。其中酸性食物富含有机酸，酸入肝经，多具有收敛固涩、生津止渴、涩精止遗之功，用于肝气升发太过、虚汗、久泻久痢、遗精遗尿等病证，但长期过食则易致痉挛。苦味食物，多含生物碱、苷类、苦味物质等，苦入心经，具有清热燥湿、泻下、降逆之功效，多用于热性体质，但长期过食则会伤阳。甘者入脾经，甘味食物具有补虚和中、健脾养胃、滋阴润燥、缓急止痛等功效，用于防治脾胃虚弱、气血不足、阴液亏耗等病证，但长期过食则会壅塞气机。辛味食物，多含有挥发油，辛入肺经，具有散寒、行气、活血等功效，多用于感冒、气滞、血瘀、湿滞、痰阻等病证，但长期过食则会引起气散、上火等。咸入肾经，咸味食物具有软坚、散结、润下等功效，多用于治疗癥瘕积聚、瘿瘤、便秘等，但长期过食可致血凝。常见的酸味食物有乌梅、柠檬、苹果、葡萄等；常见的甘味食物有白糖、大枣、甘蔗等；常见的苦味食物有苦瓜、苦杏仁、莲子心等；常见的辛味食物有生姜、辣椒、花椒、桂皮、大蒜、洋葱、芫荽、香菜等；常见的咸味食物有食盐、紫菜、海带、虾等。

《素问·金匮真言论》云："东方青色，入通于肝，开窍于目，藏精于肝，其病发惊骇，其味酸，其类草木。""南方赤色，入通于心，开窍于耳，藏精于心，故病在五脏，其味苦，其类火。""中央黄色，入通于脾，开窍于口，藏精于脾，故病在舌本，其味甘，其类土。""西方白色，入通于肺，开窍于鼻，藏精于肺，故病在背，其味辛，其类金。""北方黑色，入通于肾，开窍于二阴，藏精于肾，故病在溪，其味咸，其类水。"《素问·五脏生成》云："色味当五脏：白当肺，辛；赤当心，苦；青当肝，酸；黄当脾，甘；黑当肾，咸。"不同色泽的食物，其五行属性是不同的，所归脏腑经络也不同，功效也不同。例如大家知道吃白萝卜可以润肺，吃青萝卜可以顺气，就是因为白色入通于肺，青色入通于肝，因此同样是萝卜，颜色不同，则功效各异，作用不同。青色食物与肝经有关，具有清热解毒、养肝明目、平肝潜阳的功效，常见的有青梅、青萝卜、橄榄、青鱼、青菜、菠菜、芹菜、青辣椒等。红色食物与心经有关，具有活血、补血、祛寒等功效，可以起到令人精神振奋、抗疲劳、延缓衰老等作用，常见的有红辣椒、红枣、枸杞、红葡萄、山楂、西红柿、动物血等，例如由红枣、山楂、枸杞组成的三红茶，就具有活血补血的功效，可以起到抗疲劳、延缓衰老等作用。白色食物与肺经有相关性，具有养阴润肺、清热化痰、止咳平喘等作用。常见的有白萝卜、白菜、葱白、梨、百合、银耳、白果等，由白萝卜与葱白组成的二白汤，具有止咳化痰的功效，对流感有很好的预防作用。黄色食物与脾经有关，具有健脾和胃、补中益气、利尿祛湿、润肠通便等作用，常见的有玉米、胡萝卜、黄豆、小米、木瓜、小麦、生姜等。小米色黄，小米久熬，浓米粥养胃的作用最好；胡萝卜榨汁饮用，可健脾润肺。黑色食物与肾经有关，常见的有黑芝麻、黑豆、豆豉、黑木耳、桑椹、海参等，具有补肾益精、养血充髓、活血软坚等功效。

第四节　中医膏方

中医膏方是我国古代流传下来的具有高级营养滋补和治疗预防综合作用的成药。它是在复方汤剂的基础上，根据人的不同体质、不同临床表现而确立的不同处方，经浓煎后掺入某些辅料而制成的一种传统的稠厚状半流质或冻状剂型。它既吸纳了民间传统药方之长，又融入了历代名医临床经验，不仅滋补强体，又是治疗慢性疾病的一种有效制剂，也是中医学治未病思想的具体体现。

一、膏方的概念

膏方，又称"膏滋""煎膏"，有外用和内服之分。外用膏剂，即外科、骨伤科常用的软膏及硬膏药，古代称为"薄贴"，用于治疗外科疮疡疾患或风寒痹痛等症。内服膏剂，是将中药饮片再三煎熬，去渣浓缩，加冰糖或蜂蜜收膏，制成一种稠厚半流体状剂型。滋补药多采用膏剂，以滋养脏腑之虚枯等。膏方之"膏"字，有润泽的意思，故又称"膏滋药"。

二、膏方的组方

中医膏方组方中一般多含有中药饮片、细料药、胶类药、黄酒、炼蜜等。

（一）中药饮片

膏剂善于补气益血，填精补髓，调养脏腑。因人体有气虚、血虚、阴虚、阳虚及五脏六腑虚损的不同，膏剂有补气、补血、补阴、补阳的相异功效。膏方用药，根据体质和疾病不同，按照"君臣佐使"的配伍原则，合理选用中药组方。膏方的处方，既能补虚又能疗疾。膏方既可为一味单方，又可使用复方，单方药简功专，针对性强；复方药多效广，对较复杂的疾病证候可全面照顾，应根据具体病情辨证处方，复方药物味数多在10～20味。膏方药一般要求煎三汁，煎的时间很长，所以先煎或后下的意义不大。对煎煮时间短的药物，需要单独煎煮；对人参等贵重药物，也不宜与他药同煎，以免使贵重药物浪费，应该用文火另煎，于收膏时将汁冲入，这样可以节约药材，提高药效。

（二）细料药

个别贵重而且用量较少需精细处理的中药叫作细料药。细料药的品种来源主要有以下几个方面：①人参类，如红参、高丽参、西洋参等；②贵重的动物药，如羚羊角、鹿茸、海马、海龙、紫河车粉、蛤蚧、珍珠粉等；③贵重的植物药，如藏红花、川贝母、三七等；④贵重的菌藻类药，如冬虫夏草、灵芝等；⑤此外，其他一些特殊来源的中药，如鲜竹沥、青黛等在制剂时也要单列处理。名贵药材虽有较高的药用及补益价值，但由于个体差异及病情需求，必须经辨体及辨证后决定是否选用，以及用量多少，做到一人一方，因人而异。如人参性平或温、味甘苦，具有大补元气、补脾益肺、生津止渴、安神增智的功效，是膏方调理中补气药的代表，但是对于体质强壮者却不宜过用人参，误补反受其害。长期服用量过大，反会出现过度兴奋、烦躁焦虑、失眠头晕、鼻孔流血等症状，应当避免。

（三）胶类药

胶类药是指将动物的皮、鳞甲、骨头等用熬胶方式做成可以食用的一类中药，在我国有悠久的应用历史，并且积累了丰富的临床经验。临床常用的胶类药材有阿胶（驴皮胶）、黄明胶（牛皮胶）、龟甲胶、鳖甲胶、鹿角胶、鱼鳞胶、鱼鳔胶（鱼泡胶）等，临床骨胶用药也较为常用，如羊骨胶、狗骨胶、猪骨胶、鹿骨胶、牛骨胶、豹骨胶等，在治疗骨折、风湿、类风湿关节炎、强直性脊柱炎方面有一定的临床疗效。胶类药在膏方配伍中不仅是补益虚损的重要组成部分，而且有助于膏方制剂的固定成形。胶类药多属血肉有情之品，味腥，黏腻难化，一般通过酒浸后可解腥膻之气，助运化之力。各种胶类药在膏方中的配伍和应用，应按照体质状况辨证选用。例如阿胶，性甘平，归肺、肝、肾经，既可补血止血，又可滋阴润肺，被称为"补血圣药"。现代药理研究表明，阿胶对促进骨髓的造血功能、促进血液中钙的新陈代谢等有较大作用。阿胶的补血效果显著，能治疗血虚引起的多种病证。从人群来分，阿胶更适合于妇女及阴血亏虚体差之人。对脾胃较弱者，宜清淡少补。对不适宜服用滋补的胶类中药者，在膏方配伍中就不添加阿胶等动物类胶，这种膏方称为素膏；而选用动物类来源的胶类药制成的膏方，则称为荤膏。

（四）黄酒

黄酒是中药炮制加工中常用的一种辅料，其性味甘、辛、大热，具有活血通络、散寒矫味的功效，而且它又是良好的有机溶剂。黄酒也是膏滋加工中必备的辅料，用于浸泡阿胶等动物类药胶。用黄酒浸泡药胶不仅可以解除各种药胶的腥膻气味，而且有助于药物在体内的运化吸收。在收膏之前，可以预先将加工所需的药胶用黄酒浸泡一定时间使胶软化，再隔水加热将胶融化，然后趁热和入药汁中共同收膏。

中医膏方组方制作的一般规律是：根据中医辨证论治及辨体施养的原则，在中药汤剂复方的基础上，全面考虑人体气血阴阳之盛衰，适当选用参、茸等名贵中药，滋补性胶类药，糖或蜂蜜及辅料等，酌情配伍组合，按需加工制成膏方制剂。

（五）炼蜜

膏方一般选择炼蜜作为赋形剂。蜂蜜不但有调味、滋润和补益的功效，还有一定的缓和、防腐作用。炼蜜既能缓和药物的偏性，使之中和，又能除去蜂蜜中的水分及杂质，使药物品质上乘且保存持久。选择优质蜂蜜是保证膏滋质量的关键。蜜以质厚，色如凝脂，味甜而香，兼有鲜味、黏性强者为优。

炼蜜时先将蜂蜜置于锅内加热，使之完全融化，沸腾后用网筛捞去上面浮沫，至蜜中水分大部分蒸发，翻起大泡，呈棕红色时，酌加约10%的冷水，再继续加热使沸，随后趁热倾出，用绢筛过滤，除去杂质，即成炼蜜。炼蜜根据炼制时间及水分、黏性不同，分为嫩蜜、中蜜和老蜜。嫩蜜含水量在14%～20%，密度在1.35左右；嫩蜜与生蜜相比色泽没有明显变化，稍有黏性。中蜜含水量在14%～16%，密度1.37左右；炼蜜时出现浅黄色光泽、翻腾均匀的细气泡时，用手捻有一定黏性，将两手指分开无拉丝现象时就可以了；中蜜黏性适中。老蜜含水量在10%以下，密度1.4左右；炼蜜时出现红棕色光泽的较大气泡，手捻之甚黏，将两手指分开出现长白丝，滴入水中呈珠状时就可以了。不同黏度的炼蜜用于不同的制剂，膏方制剂所用炼蜜多为中蜜。

三、膏方的制备

膏方的制备包括浸泡、煎煮、浓缩、收膏等工序。

先将一般中药饮片放入砂锅，加适量的水浸润药材，令其充分吸水膨胀，再加水适量浸泡 12～24 小时。药材浸泡后先用武火（大火）煮沸，再用文火（小火）煮 1 小时左右，转为微火以沸为度，总共煎煮约 3 小时。待药汁渐浓，即可用红布过滤出头道药汁。此时再加清水浸润原来的药材后，再次上火煎煮，按此法共煎三次，三次药汁合并，弃去药渣。细料药单独浸泡煎煮后合入此药汁。将药汁倒入锅中，先用武火煎煮，并随时撇去浮沫，使药汁稠厚，再改用文火进一步浓缩，并不断搅拌，防止稠膏烧焦粘锅，煎熬至药汁滴在纸上不散开为度，此为清膏，量一般较少。将烊化（将胶类药物放入水中或加入少许黄酒蒸化）后的胶类药及一定量的炼蜜加入清膏中，使之达到规定量后，继续煎熬至合适稠度，即成膏剂。

第五节　中医药酒技术

《灵枢·论勇》曰："酒者，水谷之精，熟谷之液也，其气慓悍。"酒本身就是药，素有百药之长之称。酒味甘、苦、辛，性温热，归心、肝、肺、胃经，具有通血脉，行药势的功效，用于风寒痹痛、筋脉挛急、胸痹、心痛、脘腹冷痛等。药酒在药物剂型上属于酒剂，将中药材洗净，浸泡在一定度数的酒中，使药物有效成分溶于酒中，经过一定时间后，去渣而成。

药酒大多以白酒为溶媒，少数品种也用黄酒制作，含酒精量在30%～50%，制作方法为浸提法。药酒分为外用和内服两种。外用药酒一般用于治疗跌打损伤、关节疼痛等，所泡的药材往往含有有毒中药，切忌内服。

一、药酒的制备

（一）药酒制备中酒的选用

由于药酒一般要较长时间连续服用，用于制备药酒的白酒及黄酒都要使用纯粮酿制的产品，不使用酒精勾兑品。药酒制备中白酒多选用50°～60°的酒，因为度数过低，溶出度小，不利于中药材中有效成分的溶出；度数过高，又会使药材中水分被吸收，使药材质地变硬，同样不利于有效成分的溶出。同时，由于中药材需要长期浸泡，50°以上的酒杀灭病菌和有害微生物的作用较强，使中药材在一定时间内浸泡而不变质。对于不能耐受高度数白酒的人，也可以采用较低度数的白酒或黄酒等作为溶剂，但要适当延长浸泡时间。有些药酒使用黄酒浸泡，要按照药酒的制备要求进行炮制。

（二）药酒的浸泡时间

药酒的浸泡时间要适宜，浸泡时间过长，药材容易变质且易失去药性；浸泡时间过短，药材有效成分又不能完全浸出。药酒浸泡的时间与药材、环境温度直接相关，环境温度高，药物溶出快，更易变质，故而可适当缩短浸泡时间。浸泡的药酒要密封完好，当浸泡的药酒开封后，酒精容易挥发，酒精的抑菌作用就会减弱。

对于一般疏松的植物药材，浸泡时间可以短一些，15～30

天即可；对于质地较硬的植物药材，浸泡时间需 1～2 个月；对于动物药材，浸泡时间需 2 个月以上。浸泡时每 2～3 天可以震荡搅拌 1 次。

（三）浸酒器具及药材的处理

浸酒器具应选用陶瓷罐、瓦罐或者玻璃瓶等，不能使用金属器具浸泡药酒，以免重金属在酒精的作用下溶出，对健康不利。

浸酒药材应选用药店出售的正规药材。特殊药材，要经过药师的专门加工处理后才可用于制作药酒，浸酒的药材应干净、较为干燥。如药材为动物药，宜除去内脏及污物，清水洗净（毒蛇应去头），用火炉或烤箱烘烤，使之散发出微微的香味。烘烤可除去水分，保持浸泡酒的酒精浓度，使有效成分更易溶于酒中，饮用起来也更香醇，还可以达到灭菌的效果。另外，药酒一般应按照标准处方炮制，如需改动处方需在医师、药师的指导下进行。

一些毒性药物，如川乌、草乌、附子、铁棒锤等含有乌头碱的药物，八角莲等治疗剂量与中毒剂量接近的药物，以及马钱子等，外用药酒，切忌内服。

二、药酒的应用

《素问·汤液醪醴论》中的醪醴就是药酒，说明药酒在先秦战国时就已有了一定发展。《神农本草经·彼子》中记载："药性有宜丸者，宜散者，宜水煮者，宜酒渍者，宜膏煎者，亦有一物兼宜者，亦有不可入汤酒者，并随药性，不得违越。"可见对于某些药物，药酒方可能是最适宜的，且不可替代。马王堆汉墓出土的汉帛书《五十二病方》中，以方药与酒结合治病的药酒方多达40余首，且用酒种类各异，方法多样。《本草纲目·谷之四》中记录药酒方剂71首，包括诸多单方与复方药酒，可治疗虚损、中风、水肿、耳聋、咳嗽、产后瘀血、风湿、便身瘙痒、风疹、风癣等50余种病证。孙思邈所著《备急千金要方》和《千金翼方》中共有药酒方80余首。可见药酒在中国应用历史之悠久。《本草纲目·谷部·酒》记载："大寒凝海，惟酒不冰，明其性热，独冠群物。药家多用以行其势，人饮多则体弊神昏，是其有毒故也。博物志云：王肃、张衡、马均三人，冒雾晨行。一人饮酒，一人饱食，一人空腹。空腹者死，饱食者病，饮酒者健。此酒势辟恶，胜于作食之效也。"《证类本草·酒》指出："酒，本功外，杀百邪，去恶气，通血脉，厚肠胃，润皮肤，散石气，消忧发怒，宣言畅意。"宋代《杨氏家藏方·生犀散》曰："上件并为细末，每服二钱，温酒调下，食后温酒调下。或饮酒时，每饮一杯，入药半钱。疮疡本戒酒，及此以酒引药入经络，治病又不坏酒水。"用酒不仅可起到浸泡溶出药物的作用，还可以引药入经，加强药物的治疗作用。养生药酒中的药物多用的是药食同源的药物，诸如枸杞酒、桑椹酒、佛手酒、首乌酒、雪莲子酒、竹叶青酒等，这类药酒一般人都可适量饮用。但药酒属于药物，其中之白酒，温热性强，饮用一定要适量，切不可多饮。具有治疗作用的药酒应在医师建议下炮制使用，即使养生药酒也最好按照个人体质在医生建议下选用，相同的药酒，用在不适合的人身上，可能会起到相反的作用。例如水蛭药酒具有极好的祛风活血、通筋活络的功效，可用于治疗中风、肩关节炎、月经闭止、癥瘕腹痛、蓄血、损伤瘀血作痛、痈肿丹毒等，但水蛭泡酒走窜功效极强，体虚体弱、糖尿病、血小板减少等易出血体质、孕产妇等都应忌用、禁用。《类经·酒风》中记载："帝曰：有病身热解惰，汗出如浴，恶风少气，此为何病？岐伯曰：病名曰酒风。酒性本热，过饮而病，故令身热。湿热伤于筋，故解惰；湿热蒸于肤腠，故汗出如浴；汗多则卫虚，故恶风。卫虚则气泄，故少气。因酒得风而病，故曰酒风。"《名医别录·酒》《类证本草·酒》《神农本草经疏·酒》等著作医书中对酒的描述均为"味苦，甘辛，大热，有毒"。《汤液本草·酒》中对酒的性味描述为"气大热，味苦、甘、辛。有毒"。可见，酒性温热，尤其高度白酒，为大热之品，若饮用不当，不仅起不到养生作用，反而会伤害身体。

第六节　针刺技术

针刺技术，又称"刺法""针法"，指使用不同的针具，通过一定的手法，刺激机体的特定部位（腧穴），以起到疏通经络、行气活血、协调脏腑阴阳等作用，从而达到扶正祛邪、治疗疾病的目的。

一、毫针的构造、规格

（一）毫针的构造

毫针是用金属制作而成的，不锈钢常被用于制作毫针。不锈钢毫针，具有较高的强度和韧性，针体挺直滑利，能耐高热、防锈，不易被化学物品腐蚀，故被临床广泛采用，也有用其他金属制作的毫针，如金针、银针，其传热、导电性能虽优于不锈钢针，但针体较粗，强度、韧性不如不锈钢针，加之价格昂贵，除特殊需要外，一般临床很少应用。至于普通钢针、铜针、铁针，因其容易被锈蚀，弹性、韧性、牢固性差，除偶用于磁针法外，临床已不采用。

毫针的构造，分为针尖、针身、针根、针柄、针尾5个部分（图4-1）。针尖是针身的尖端锋锐部分，是刺入腧穴肌肤的关键部位；针身是针尖至针柄间的主体部分，又称针体，是毫针刺入腧穴深度的主要部分；针根是针身与针柄连接的部位，是观察针身刺入穴位深度和提插幅度的外部标志；针柄为针根至针尾的部分，被金属丝呈螺旋状缠绕，是医者持针、运针的操作部位，也是温针灸法加置艾绒之处；针尾是针柄的末端部分，亦称针顶。

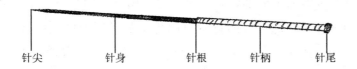

针尖　　　　　针身　　　　　针根　　　　　针柄　　　　　针尾

图4-1　毫针构造

（二）毫针的规格

毫针的粗细一般分26号、28号、30号、32号4种（号码小的，针根粗；号码大的，针根细）。其中以28号、30号两种最常用。毫针的长短有5分（15mm）、1寸（25mm）、1.5寸（40mm）、2寸（50mm）、2.5寸（65mm）、3寸（75mm）、4寸（100mm）等。最常用的是1寸、1.5寸、2寸与3寸的毫针。

针刺应根据部位不同采用不同的角度，常用角度有以下 3 种。

直刺：就是针体垂直刺入。针体与皮肤成 90°角。

斜刺：就是针体斜着刺入。针体与皮肤成 45°角左右。

横刺：也称沿皮刺，就是针体沿着皮肤刺入，针体与皮肤成 15°角左右。

二、毫针的选择

临床应根据患者的性别、年龄、胖瘦、体质强弱、病情虚实、病变部位深浅，以及拟选腧穴所在部位，选择长短、粗细适宜的毫针。如男性患者，体壮、形胖、病变部位较深者，可选较粗、稍长的毫针；反之，若女性患者，体弱、形瘦、病变部位较浅者，应选稍短、较细的毫针。此外，若拟选腧穴的所在部位皮薄肉少，针刺宜浅，宜选短而细的毫针；若所选腧穴处于皮厚肉多的部位，针刺较深，则宜选用针身稍长、稍粗的毫针。所选毫针的针身应稍长于腧穴应该针至的深度，且有部分露于皮肤之外。如应刺入 1 寸时，可选用 1.5 ~ 2 寸的毫针。总之，选择毫针应适宜，否则难以取得满意的治疗效果。

三、针刺的手法

（一）进针法

进针法有很多种，无论采用哪种进针方法都要以使患者少受痛苦为原则。临床上一般以右手持针刺入，称为刺手。左手辅助固定针身，称为押手。常用进针法有单手进针法和双手进针法。

1. 单手进针法

只使用刺手将针直接刺入穴位的方法。此法适用于较短毫针的进针。

2. 双手进针法

刺手与押手相互配合，将针刺入穴位的方法。常用的双手进针法有指切进针法、夹持进针法、舒张进针法、提捏进针法。

（1）指切进针法：用押手拇指或食指指端切按在腧穴皮肤上，刺手持针，紧靠押手切按腧穴的手指指甲面将针刺入腧穴。此法适用于短针的进针。

（2）夹持进针法：用押手拇、食二指持捏无菌干棉球夹住针身下端，将针尖固定在拟刺腧穴的皮肤表面，刺手向下捻动针柄，押手同时向下用力，将针刺入腧穴。此法适用于长针的进针。

（3）舒张进针法：用押手食、中二指或拇、食二指将拟刺腧穴处的皮肤向两侧撑开，使皮肤绷紧，刺手持针，使针从押手食、中二指或拇、食二指的中间刺入。此法主要用于皮肤松弛部位的腧穴。

（4）提捏进针法：用押手拇、食二指将拟刺腧穴部位的皮肤提起，刺手持针，从提起皮肤的上端将针刺入。此法主要用于印堂穴等皮肉浅薄部位的腧穴。

双手进针法应根据腧穴所在部位的解剖特点、针刺深浅和手法要求灵活选用。

（二）运针

运针的目的是寻找针感，即患者产生的酸、麻、胀、痛等感觉，这些感觉有时几种同时出现，有时只有一种出现。针刺入皮下，达到要求的深度后，用右手中指作支柱，先提插；如无针感再将针提至皮下，然后改变针刺方向，寻找针感，产生针感后，再提插或捻转，使针感程度加强。眼区及哑门穴尽量少提插，捻转也要轻。若要针感上行，可使针尖向上偏斜，边进边捻；若要针感下行，使针尖向下，边进边捻。

（三）出针

针刺入穴位，达到一定的针感后即可出针。出针不要用力往外拔，应小幅度边捻边退出。出针后压迫针眼处，防止出血。

（四）透针

透针是指在针刺入某一穴位后，斜刺或直刺将针尖刺抵相邻近的穴位或经脉部位。因为是用一针同时穿透二个以上的经脉或穴位，所以又称"透经"或"透穴"。透针深刺的方法，多用于需要较强刺激的情况。透针的方法有两种：一种是两个穴位的位置是相对的，如合谷透后溪，用直刺法；由合谷穴刺入，再将针刺至后溪的皮下，不穿出皮外。后溪透合谷即由后溪穴刺入，再将针刺至合谷穴的皮下。另一种是两个穴位的位置是平行的，如耳门透听会、眉梢透攒竹，可用斜刺或沿皮刺法。耳门透听会时，由耳门刺入，再将针斜刺至听会的深部（也就是听会穴可以刺到的深度）。

为了保证针刺的临床疗效，减轻患者针刺时的痛苦，医者应加强锻炼指力、手法练习。

（五）练习指力

练习指力的方法：先用卫生纸折叠成 4~6 层像肥皂那样大

的纸垫，中间夹上棉花，用线捆紧。练习时，按照进针法所讲的练习，主要目的是锻炼手指的持针力。一定要用力捏住针体，使针体在拇、食指间不能滑动，应锻炼到一下能刺穿六层纸。在纸垫上练习指力和手法，是学习针刺的基础。但是纸垫和人体组织还是有很大差别的，纸垫练针熟练掌握后，应找新鲜的肉皮，练习在肉皮上进针。肉皮和人体皮肤相对接近。最后，要在自己身上练习针刺或两人相互进针。开始可针刺曲池、足三里等常用穴，一般的常用穴都应尽量亲身去扎一扎，感受针感，做到进针心中有数。

四、针刺的时间与间隔

1. 急性病每天针刺 1 次，10 次为 1 个疗程，休息 3~7 天。

2. 慢性病 1~3 天针刺 1 次，或每周针刺 3 次，10 次为 1 个疗程。

注：以上是一般的时间间隔，仅供参考。临床上可根据病情需要，灵活变动。

五、针刺前的准备工作和注意事项

(一) 针刺前的准备工作

1. 针刺前一定要仔细检查针柄是否松动，要特别注意针体和针柄连接的地方是否坚固。注意检查针体弯不弯，有无锈蚀，针尖有没有勾，如有上述情况则不能用。

2. 针刺前要做好消毒工作，常规毫针均为一次性无菌针灸针，针刺完毕放入针灸盒，不可重复使用。

3. 按所选用的穴位，尽量给患者安排一个比较舒适的体位。

4. 对害怕针刺的患者，要耐心做解释工作，消除其对针刺治疗的恐惧心理。

（二）注意事项

1. 不要刺伤重要脏器（如心、肝、肺、脾、肾等），胸部、背部进针一定要注意进针的角度与深度，避免伤及脏器。

2. 孕妇的腹部和腰骶部不宜针刺，孕妇合谷、三阴交、肩井等反应强烈的穴位，应禁针。

3. 对急腹症患者，如针刺后仍然疼痛，应请外科诊治。

六、常见针刺意外情况的处理

（一）晕针

针刺后患者出现头晕、心慌、脸变白、出冷汗、嘴唇发紫，甚至突然晕倒，这就是晕针。发生晕针应迅速将针起出来，让患者躺下，头部放低。症状轻的可以喝一杯温开水，过一会儿就好了。症状比较重的，特别是晕倒不省人事的，可以指压人中，或针刺人中、足三里等穴，使之苏醒。为了防止发生晕针，在患者饥饿、劳累等情况下暂不进针，待吃点东西、休息一会儿再进针。对初次针刺或身体较弱的患者，要特别小心，针刺时要用轻刺的手法。

（二）弯针

针刺入身体后，因体位活动使针弯曲时，千万不要用力起针或捻转。先仔细看针朝哪边弯，然后顺着弯的方向，慢慢地起出来。为了防止弯针，应嘱咐患者在针刺时不要随便活动体位，其次是针刺时不要用力过猛。

（三）滞针

滞针是指捻针或起针时滞涩，甚至起不出来。这多半是由于扎针时患者紧张，肌肉收缩或者弯针造成的。遇到这种情况不要心慌，更不要硬拔，可以稍等一会儿或者小幅度捻转；如果还起不出来，可在滞针的附近再扎一针，即可将针起出。

（四）折针

折针又称断针。由于针的质量不好，或者日久生锈有蚀痕，也有的是因患者移动体位所造成的。遇到这种情况要沉着，别让患者活动。如外面露出一点针体可用镊子夹出来，或用手把针周围的肌肉轻轻向下压，尽量露出针体，再夹出来；如果针体全部折在体内取不出来，应用外科手术办法取出来。为了防止折针难以取出，针体不要全部刺入皮肤，应在外面留三五分。

（五）血肿

血肿是指针刺部位出现皮下出血引起肿痛的现象。出针后，针刺部位肿胀疼痛，继则皮肤呈现青紫色。原因为针尖弯曲带钩，使皮肉受损，或刺伤血管。针刺时为避免血肿现象的发生，应仔细检查针具，熟悉人体解剖部位，避开血管。同时针刺手法不宜过重，切忌强力进针、行针，嘱咐患者不可随便移动体位，出针时立即用消毒干棉球按压针孔。出现血肿时，若局部有小块青紫，为微量的皮下出血，一般不必处理，青紫可自行消退。若局部肿胀疼痛较剧烈，青紫面积大时，可先冷敷止血，再做热敷以促使局部瘀血消散吸收。

（六）针刺意外

针刺意外包括刺伤内脏、刺伤脑脊髓等。刺伤肺脏，使空气进入胸腔，会导致创伤性气胸。刺伤肝、脾可引起内出血，出现肝区或脾区疼痛，有的可向背部放射。刺伤心脏时，轻者可出现强烈刺痛，重者可出现剧烈撕裂痛，引起心外射血则会即刻导致休克等危急情况。刺伤肾脏，可出现腰痛、肾区叩击痛、血尿，严重时血压下降、休克。刺伤延髓时，可出现头痛、恶心、呕吐、呼吸困难，甚至昏迷、休克等。刺伤脊髓，可出现触电一样的感觉，并向四肢放射，甚至可引起暂时性肢体瘫痪，或危及生命。刺伤内脏及脑脊髓的原因主要是针刺者缺乏解剖学知识，加之针刺过深，或针刺方向、角度不当，或刺激太强，或提插幅度过大，造成相应内脏、脑脊髓受伤。初学者应注意避开脑脊髓、内脏部位，手法宜轻。

第七节　推拿技术

推拿又称"按摩""按跷"，是以中医学的脏腑、经络学说为理论基础，结合西医的解剖和病理诊断，运用各种手法作用于人体体表特定部位，以调节机体生理、病理状态，从而达到防治疾病目的的一种操作技术。推拿，一是能疏通经络、舒筋活络，促进气血的运行；二是能平衡阴阳、调节脏腑，促使脏腑功能协调统一；三是能滑利关节、松解粘连，改善局部营养，促进新陈代谢；四是能增强机体的抗病能力，预防保健，扶正祛邪。推拿适应范围广泛，凡是经脉损伤、气血不通、经络闭塞引起的肌肉关节疼痛，脏腑功能失调等均可运用推拿手法得以缓解。

保健推拿是以保健为目的的推拿技术，通过在人体体表特定部位或全身施以有一定力量、目的、规律的手法操作，达到缓解压力、消除疲劳、改善和调整机体各个系统的机能状态、增强机体抗病能力、提高工作效率的目的。

一、常用推拿介质

推拿介质主要包括粉剂、水剂、膏剂、精油、酊剂等。粉剂是古老剂型之一，常用的如滑石粉、爽身粉；水剂是新的剂型，是用热水或温水作溶媒浸渍药材而制成的液体浸出剂，常用的有红花水、薄荷水等；膏剂可减少皮肤摩擦和损伤，如硅霜、油膏；精油是用油脂浸出药中的有效成分，制成的含药油剂，常用的如红花油、肉桂油；酊剂是药物用不同浓度的酒精浸出或溶解而成的澄清液体制剂，也可用油浸膏加适量乙醇稀释制成，如红花油等。

二、施术前准备

1. 按需求准备推拿床、枕头、床单、凳子、推拿介质、推拿巾等用品。

2. 推拿室要光线充足，安静整洁，通风保暖。

3. 推拿师要修剪指甲，保持手的清洁卫生；去掉戒指、手链、手表等硬物，以免操作时伤及受术者；保持双手温暖，不宜以冰凉的手去接触受术者身体。

4. 排除推拿禁忌证，并向受术者做好推拿的解释工作，让其了解推拿过程，以利于配合。

5. 为利于操作中手法的实施，受术者与术者均要选择合适的体位，体位的选择原则：受术者肢体自然放松、舒适，受术部位充分暴露，体位以卧位为主；术者操作自如，发力方便，左右手交替无障碍。

三、推拿手法的基本要求

推拿手法是指术者用手或肢体的其他部位，按照各自特定的技巧动作，作用于受术者体表，从而实现其防病治病目的的方法。推拿基本手法是指推拿手法中能够独立存在、单一动作的手法。根据手法的动作形态和运动规律的不同，可把基本手法归纳为摩擦类手法、挤压类手法、摆动类手法、振动类手法、叩击类手法和运动关节类手法。

作用于软组织的手法应当具备持久、有力、均匀、柔和的基本技术要求，从而达到"深透"的作用效果。持久，是指手法在操作过程中，能够严格按照规定的技术要求和操作规范持续一定的时间。有力，是指手法必须具备一定的力量。力的具体运用应根据受术者的年龄、体质、性别、施术部位等不同而酌情增减。均匀，是指手法操作的力量、频率和幅度都必须保持均衡。力量不可忽强忽弱，频率不可时快时慢，动作幅度不可忽大忽小，应使手法操作既平稳而又有节奏。柔和，是指手法操作时，不仅要有一定的力量，而且动作还要平稳缓和，手法变换自然、协调，轻而不浮，重而不滞。深透，是指手法在应用过程中所产生的功力不能局限于体表，必须内达经脉、骨肉等深层组织及脏腑，使手法的效应传之于内。

作用于骨关节的手法，即运动关节类手法，在操作时需特别注意，手法要平稳自然，因势利导；要使用技巧力，不可使用蛮力、暴力。

四、推拿手法补泻

手法补泻作用是多方面的，大致可以分为以下几个方面。

1. 根据经络的循行方向

顺经络循行方向操作的手法为补，逆经络循行方向操作的手法为泻，即"顺经为补""逆经为泻"。

2. 根据手法的刺激强度

轻刺激的手法为补，重刺激的手法为泻，即"轻手法为补""重手法为泻"。

3. 根据手法频率的快慢

操作频率慢的手法为补，操作频率快的手法为泻，即"慢手法为补""快手法为泻"。

4. 根据手法旋转的方向

顺时针方向操作为补，逆时针方向操作为泻，即"顺时针为补""逆时针为泻"。但腹部推拿时，逆时针方向操作为补，顺时针方向操作为泻。

一般情况下，多采用平补平泻的推拿手法。

五、保健推拿注意事项

1. 推拿师在操作过程中要认真、严肃、注意力集中，及时与受术者沟通，随时观察受术者对手法的反应，若有不适，应及时进行调整，以防发生意外。

2. 推拿时要有步骤地实施手法，切忌手法拙劣、粗暴、敷衍了事。

3. 穴位按压时，宜采用先轻、后重（以受术者能承受为度）、再轻的方法，用力恰到好处。

4. 根据受术者身体状况适当调整用力大小，以局部微有酸麻胀感为宜。

5. 避免按压骨骼部位，特别是对老年人、骨质疏松者，防止发生骨膜炎、骨折等现象。

6. 对受术者身体左右两侧的操作要对称，不要有偏颇、遗漏。

7. 推拿后最好让受术者饮一杯温开水，以加速排泄。

六、推拿禁忌证

1. 各种急性传染病，如急性传染性肝炎、活动性肺结核等。

2. 严重的心、脑、肺、肾等器质性疾病。

3. 结核病、化脓性疾病所致的运动器官病证。

4. 血液病、严重血管病变（如下肢静脉栓塞、血管瘤等），或有出血倾向者。

5. 皮肤破损、感染，皮肤病的病损局部。

6. 骨折局部、脱位、急性感染（如骨髓炎、化脓性关节炎）等。

7. 孕妇的腹部、腰骶部不宜进行推拿；某些腧穴如合谷、肩井、三阴交、昆仑等据文献记载可能引起流产，也不宜推拿；其他部位不宜使用重刺激手法。

8. 对于过饥或过饱、饭后 30 分钟内、剧烈运动后、极度疲劳、体质极度虚弱及醉酒者，一般不予施以推拿。

七、推拿常见异常情况的预防及处理

推拿是一种安全、有效、无副作用的方法。但如果操作不当，也可能出现一些异常情况，会对受术者产生不良影响，学术界将这种推拿操作中出现的异常情况称为"推拿意外"。一旦发生，需及时处理。

（一）晕推

受术者在推拿过程中突然出现头晕目眩、胸闷、恶心呕吐、面色苍白、四肢发凉、出冷汗，甚至昏不知人等，称为"晕推"。

处理：立即停止操作；让受术者仰卧于床上，头稍低位，敞开衣领使其呼吸通畅；监测血压、脉搏，注意保暖；指压人中、合谷、百会、内关、足三里等穴，轻者静卧片刻即可恢复。如经过上述处理仍未缓解，及时联系医疗机构诊治。

预防：对精神紧张者，推拿前应做好思想工作，消除其恐惧感。对饥饿、疲劳、虚弱者，不宜做推拿，必要时手法应轻柔，掌握好手法的力度和时间。在推拿过程中多与受术者交流，询问其感受，随时注意受术者神色变化。保持推拿室空气流通。

（二）瘀斑

受术者在接受推拿中和推拿后，受术部位皮下出血，局部皮肤肿起，并出现青紫、紫癜及瘀斑现象。

处理：局部小块瘀斑，一般无须处理。局部青紫严重，可先制动、冷敷，24小时后加湿热敷，以消肿、止痛，促进局部瘀血消散、吸收。

预防：不宜选用过强的刺激手法，尤其对老年人使用手法必须轻柔，特别是在骨骼突起的部位，手法刺激更不宜太强。

急性软组织损伤者，不要在局部施以推拿手法。了解受术者的服药史。

（三）骨折

受术者在接受推拿时，特别是在做被动运动或较强刺激的按压手法时，突然听到"咔嗒"之声，继之出现局部疼痛、运动障碍（如肋骨骨折、腰椎压缩性骨折、股骨颈骨折等）等症状。

处理：立即停止手法操作，并送相关医疗机构处理。

预防：操作前，要排除骨结核等骨质病变。被动类手法操作必须在正常生理许可范围内进行，幅度由小到大，力度从轻到重（适度）逐渐增加，不可粗暴。老年或骨质疏松者，手法用力不宜过重。

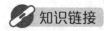 知识链接

骨质疏松高危人群

①体重过低。②性激素低下；③吸烟；④过度饮酒；⑤过度饮咖啡、碳酸饮料；⑥体力活动缺乏；⑦饮食中钙和维生素 D 缺乏（光照少或摄入少）；⑧患有影响骨代谢的疾病，如甲状腺、甲状旁腺疾病，糖尿病等；⑨应用影响骨代谢的药物，如激素、免疫抑制剂等；⑩老年人群：女性 ≥50 岁，男性 ≥60 岁时。

第八节　拔罐技术

拔罐是以罐为工具，利用燃烧、抽吸等方法造成罐内负压，

使罐吸附于腧穴或体表一定部位，以产生良性刺激，达到调整机体功能、防治疾病为目的的中医外治方法。拔罐技术具有疏经通络、温散寒邪、行气活血、消肿止痛等作用，尤其对腰背痛、腰肌劳损、退行性骨关节病、肩周炎、慢性软组织劳损、痤疮、荨麻疹、风寒感冒、带状疱疹等疾病效果较好。拔罐技术具有操作简便、使用安全、适用范围广泛、疗效稳定等特点。

一、常用拔罐器具

1. 竹罐

用竹筒做罐，取材容易，制作简便，吸附力强，轻巧价廉，不易摔碎，但易干裂漏气，且不透明，不便观察罐内情况（图 4 - 2）。

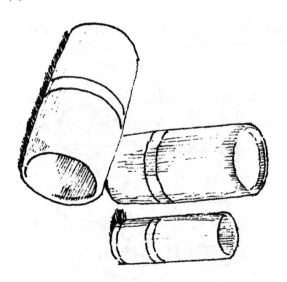

图 4 - 2　竹罐

2. 玻璃罐

用玻璃品做罐，腰大，口小，吸拔上之后，可从外面看到罐内皮肤的变化。玻璃罐吸附力大，透明，便于观察，易于清洁消毒，但容易破碎。玻璃罐是目前应用最广泛的拔罐用具（图4－3）。

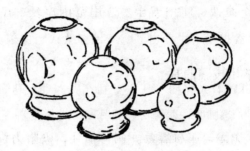

图4－3　玻璃罐

3. 抽气罐

抽气罐是以抽气或挤压排气方式形成负压的罐具（图4－4）。

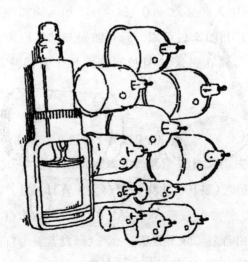

图4－4　抽气罐

二、施术前准备

1. 选择罐具

根据病证、操作部位的不同可选择不同的罐具。

2. 选择体位

应选择受术者舒适、术者便于操作的体位。

3. 选取拔罐部位

应根据病证选取适当的部位，以肌肉丰厚处为宜，常选肩、背、腰、臀、四肢近端以及腹部等。

4. 环境要求

应注意环境清洁卫生，避免污染，温度适宜。

5. 罐具消毒

对不同材质、用途的罐具可用不同的消毒方法。玻璃罐用2000mg/L 的 84 消毒药液浸泡（消毒液每周更换两次）或 75% 乙醇棉球反复擦拭。对用于刺络拔罐或污染有血液、脓液的玻璃罐应一罐一用，并用 2000mg/L 的 84 消毒药液浸泡 2 小时（疑有乙肝病毒者浸泡 10 小时）。塑料罐具可用 75% 乙醇棉球反复擦拭，竹制罐具可煮沸消毒。

三、拔罐的吸附方法

1. 投火法

用纸条卷成小喇叭状，点燃后投入罐内，快扣于皮肤上。注意：纸卷要长一些，投入罐内后仍能站立，不致烫伤皮肤。

2. 闪火法

用纱布绕在铁丝的一端，制成酒精火焰棒，蘸适量酒精后点燃，左手拿罐，罐口斜向下，右手将火焰迅速送入罐内，快进，快出，快速扣于皮肤上。闪火时不要把火焰烧到罐口，以防烫伤。

3. 贴棉法

将酒精棉贴于火罐内壁中、下段或罐底，然后点燃，快速扣于皮肤上。操作时注意棉片不宜太厚，吸取的酒精不宜太多，以免造成贴棉脱落或酒精流溢灼伤皮肤。

4. 滴酒法

将白酒或酒精滴在罐子内壁上中段 1～2 滴，再将罐子横侧翻滚一下，使白酒或酒精均匀附于罐壁上，然后点燃，快速扣于皮肤上。

5. 水煮法

将水置于器具中煮沸，水中加入具有治疗效果的中药材，放入竹筒同煮约 30 分钟待用，用镊子捞出竹罐，迅速甩净水珠，用加热湿毛巾覆盖，趁热迅速去掉毛巾，将罐扣于施术部位。

6. 抽真空法

选取大小适宜的真空罐，将选好的罐具顶部活塞上提一下，以保证通气，将真空枪口轻轻套住罐具顶部活塞后，垂直快速提拉杆数次，至拔罐部位皮肤隆起，患者可耐受为度。罐具吸附于体表之后，将负压枪口左右轻轻旋动向后退下，轻按一下罐具活塞以防漏气。

四、拔罐的应用方法

1. 留罐

拔罐后将罐留置一定时间，一般留置 10~15 分钟，可根据病变范围分别采用单罐或多罐。如胃痛可在中脘采用单罐，腰肌劳损可在肾俞、大肠俞、腰眼和疼痛部位采用多罐。

2. 闪罐

火罐吸住马上拔下，反复多次，至局部潮红为止。用于局部麻痹或机能低下的患者。

3. 走罐

多用于背、下肢等肌肉比较丰厚的地方。在火罐吸住皮肤后，医者左手在火罐前部按压皮肤，使皮肤绷紧。右手持罐平推，或将火罐前进侧稍提起，向前、后、左、右移动，至皮肤潮红为度。多用于麻痹、肌萎缩、痛症以及失眠、消化不良等症。

4. 刺血拔罐

先用三棱针或皮肤针等按照刺血法的要求，叩刺施术部位，然后拔以火罐，以加强刺血法的疗效。

5. 留针拔罐

先针刺，得气后留针；再将罐吸拔到以针为中心的皮肤上。一般留置 10~20 分钟，然后起罐，起针。

五、起罐

一只手拿住罐体，另一只手将罐口边缘皮肤轻轻按下，使空气进入罐内，顺势将罐取下。吸气罐可将特制的进气阀拉起，待空气缓缓进入罐内即可起罐。注意起罐时切不可硬拔，以免损伤皮肤。

六、拔罐注意事项

1. 老年、儿童、体质虚弱及初次接受拔罐者，拔罐数量宜少，留罐时间宜短。

2. 妊娠妇女及婴幼儿慎用拔罐法。

3. 使用电罐、磁罐时，应注意询问患者是否带有心脏起搏器等金属物体，有佩戴者应禁用。

4. 注意晕罐现象的发生，晕罐的表现及处理办法同"晕推"（见"推拿常见异常情况的预防及处理"）。

七、拔罐禁忌证

1. 急性严重疾病、接触性传染病、严重心脏病、心力衰竭。

2. 皮肤高度过敏、传染性皮肤病，以及皮肤肿瘤（肿块）部、皮肤溃烂部。

3. 血小板减少性紫癜、白血病及血友病等出血性疾病。

4. 心尖区、体表大动脉搏动处及静脉曲张处。

5. 精神分裂症、抽搐、高度神经质及不合作者。

6. 急性外伤性骨折、中度和重度水肿部位。

7. 瘰疬、疝气处及活动性肺结核。

8. 眼、耳、口、鼻等五官孔窍部。

第九节　艾灸技术

艾灸技术也称灸法，包括艾灸、药物灸和灯火灸等。艾灸是用艾绒或以艾绒为主要成分制成的灸材，点燃后悬置或放置在穴位或病变部位，进行烧灼、温熨，借灸火的热力以及药物的作用，达到治病、防病和保健为目的的一种中医外治方法。艾灸具有温阳补气、祛寒止痛、补虚固脱、温经通络、消瘀散结、补中益气的作用，适应范围十分广泛。艾灸还可调节人体免疫功能，增强身体抵抗力。目前，艾灸技术已成为重要保健方法之一。药物灸指用刺激性药物敷贴穴位以防治疾病的方法，也称为天灸。常用灸法见表 4 - 1。

表 4 - 1　灸法的种类

常用灸法	艾灸	艾炷灸	直接灸	无瘢痕灸 瘢痕灸
			间接灸	隔姜灸 隔蒜灸 隔盐灸 隔附子饼灸
		艾条灸	悬灸	温和灸 雀啄灸 回旋灸
			实按灸	太乙针灸 雷火针灸
		温针灸		
		温灸器灸		
	药物灸	白芥子灸		
		细辛灸		
		蒜泥灸		
		附子饼灸		
	灯火灸			

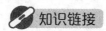知识链接

艾

艾为菊科多年生草本植物，味辛、苦，性温，具有温经止血、散寒止痛、调经安胎等作用。艾绒是艾叶经加工制成的淡黄色细软绒状物，便于搓捏成形，芳香易燃，热力温和，穿透力强。

一、艾灸常用材料

1. 艾条

艾条是用艾绒为主要成分卷成的圆柱形长条。根据内含药物的有无，分为药艾条和清艾条（图4 – 5）。

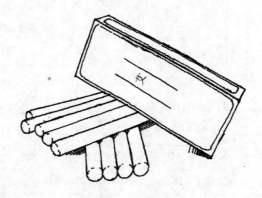

图4 – 5　艾条

2. 艾炷

用手工或器具将艾绒制作成小圆锥形，称作艾炷。每燃1个艾炷，称灸1壮（图4 – 6）。

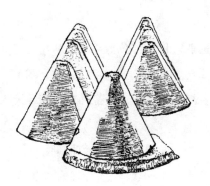

图4-6 艾炷

3. 温灸器

温灸器是指专门用于施灸的器具。常用温灸器有灸架、灸筒和灸盒等（图4-7）。

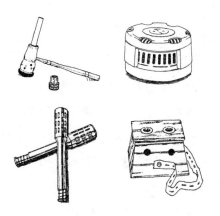

图4-7 常用温灸器

二、施术前准备

1. 选择灸材

根据需要选择灸材及温灸器。

2. 选取部位

根据病证选取穴位或部位。

3. 选择体位

选择受术者舒适、术者便于操作的体位。

4. 环境要求

环境清洁卫生，光线适宜，避免污染。

5. 消毒

除温针灸、直接灸外，一般的灸法，施灸部位无需消毒。施术者双手用肥皂水清洗干净。

三、常用灸法

（一）艾灸

1. 直接灸法

将艾绒捻成大小不同的艾炷，放在穴位处点燃，让它烧伤一点皮肤，一般产生烧伤时立即用手捏灭或用镊子移去，造成穴位处皮肤化脓、结疤的，叫瘢痕灸（又叫化脓灸）。另一种是灸的时间短些，不使艾炷烧尽，即用镊子移去，另换新艾炷，使皮肤潮红而不灼伤皮肤为度，因而不化脓结瘢，叫无瘢痕灸。

2. 间接灸法

把鲜姜片、蒜片、附子饼片等（约1分厚）扎上几个孔，放在穴位上，然后放上艾炷点燃，叫作隔姜灸、隔蒜灸、隔附子饼灸。也有在艾炷下面放盐的，叫隔盐灸，隔盐灸一般用于灸神阙穴。

3. 艾条灸

把艾条点着的一头向着穴位，置于距皮肤 2~3cm 处，温针灸进行熏烤，分回旋灸和雀啄灸两种。回旋灸，就是把艾条点着的一头，向着穴位回旋熏烤；雀啄灸，就是把艾条点着的一头，向着穴位一上一下地熏烤，就像麻雀点头一样，以皮肤出现红晕、灼热为度。艾条灸的另一种形式是实按灸，先在施灸腧穴部位或患处垫上布或纸巾数层，然后将药物艾条的一端点燃，趁热按在施术部位上，使热力透达深部；若艾火熄灭，再点再按；或者以布6~7层包裹艾火熨于穴位，若火熄灭，再点再熨。最常用的是太乙针灸和雷火针灸，适用于风寒湿痹、痿证和虚寒证。

太乙神针的药物处方：艾绒100g，硫黄6g，麝香、乳香、没药、松香、桂枝、杜仲、枳壳、昆角、细辛、川芎、独活、雄黄、白芷、全蝎各1g，上药研成细末，和匀。

雷火神针的药物处方：艾绒100g，沉香、木香、乳香、茵陈、羌活、干姜各9g，麝香少许，上药研成细末，和匀。

4. 温针灸

温针灸将针刺与艾灸结合，使艾绒的热力通过毫针透入体内，以加强针刺及艾灸的效果。针刺得气留针时，将长约2cm的艾条插于针柄上，或在针尾上搓捏少许艾线，点燃施灸，直到燃尽，除去灰烬，每穴每次可施灸3~5壮，施灸完毕可继续留针，也可将针取出。此法应注意防止灰火脱落烧伤皮肤，可于插艾条前在穴位上隔一防烫伤材料（如硬纸片）。温针灸时还应注意调整针刺深度，以免艾条离皮肤太近，烫伤皮肤。太烫时可在皮肤周围用纸巾等防烫伤材料隔热。

5. 温灸器灸

普通艾灸时需用手持艾条，温灸器则可代替人工施灸。

（二）药物灸

药物灸也称天灸、发泡灸等，指用刺激性药物敷贴，并以医用胶布或贴膏剂（如麝香膏）等固定于穴位或患处，以促进局部皮肤起泡，达到防治疾病目的的一种方法。所用药物多为单味中药，也有用复方者。常用的药物有白芥子、细辛、天南星、蒜泥等。

灯火灸又称灯草灸、油捻灸等，是民间沿用已久的简便灸法。施灸时取 10 ~ 15cm 的灯心草或纸绳，蘸麻油或其他植物油，点燃起火后对准穴位，接触施灸部位皮肤后迅速离开，会听到啪的一声，无爆焠声音时也可重复一次。灸后皮肤会稍起红晕、发黄，也可能会起小泡，都属正常。灯火灸主要用于小儿疟腮、吐泻、惊风、呃逆、呕吐、血证、厥证等。

四、灸法禁忌证

1. 颜面、心前区、大血管、关节、肌腱处不可用瘢痕灸；乳头、外生殖器官不宜直接灸。

2. 中暑、高血压危象、肺结核晚期大量咯血者不宜使用艾灸疗法。

3. 妊娠期妇女腰骶部和少腹部不宜用瘢痕灸。

第十节　刮痧技术

刮痧是用特制的边缘钝滑的刮痧器具，依据中医经络腧穴理论，在体表进行手法刮拭，达到防治疾病目的的一种中医外治技术。刮痧对人体有疏经活络、活血化瘀、通调营卫、调和脏腑的功能。现代研究表明，刮痧具有改善微循环、排瘀解毒、促进新陈代谢、提高免疫能力、调整骨关节的结构和功能等作用，主要应用于未病先防、既病防变、病后康复以及消除疲劳、延年益寿等方面。刮痧具有适应证广、疗效明显、操作方便、经济安全等优点。

一、刮痧器具

刮痧器具一般采用水牛角、砭石、陶瓷、玉石等质地坚硬的材质制成的板状器具，即刮痧板。另外，边缘光滑的小碗、杯、汤匙也可做临时刮痧工具。水牛角具有清热解毒、凉血定惊、化瘀消肿的作用，水牛角制作的刮痧板光滑柔韧，皮肤感觉舒适，便于持握，是刮痧操作最为理想且实用的工具。砭石具有镇惊、安神、祛寒的作用；陶瓷具有耐高温、防静电的作用；玉石具有清热、润肤、美容的作用，多用于面部刮痧、儿童刮痧、夏季刮痧。禁用塑料制品、金属制品及其他化学材质的器具进行刮痧，以免产生过敏反应及不良后果。刮痧板的形状主要有椭圆形、方形、三角形、缺口形、梳型（图4-8）。

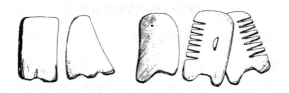

图4-8　常用刮痧器具

二、刮痧介质

为减少刮痧时的阻力，避免皮肤损伤及增强疗效，刮痧时在刮拭部位涂上适宜的制剂，这些润滑护肤增效的制剂称为刮痧介质。常用的刮痧介质有：

1. 刮痧油

刮痧油是由中草药与医用油精炼而成的油剂，具有清热解毒、活血化瘀、解肌发表、缓解疼痛、帮助透痧以及润滑护肤增效等作用。宜用于成人刮痧，或刮痧面积大者，或皮肤干燥者（图4-9）。

2. 刮痧膏（乳）

刮痧膏（乳）是由天然植物合成的膏（乳）剂，具有改善血液循环、促进新陈代谢、润滑护肤增效的作用。宜用于儿童刮痧，或面部刮痧，或拔罐进行走罐时（图4-9）。

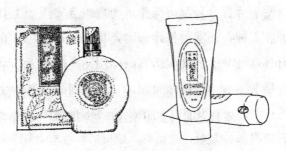

图4-9　刮痧油与刮痧膏

3. 使用刮痧介质的注意事项

一定要选择由正规厂家生产，并在有效期内的合格产品，禁止使用过期或变质的刮痧介质；使用刮痧介质后若引起皮肤过敏，应立即停止使用，更换其他介质；在没有刮痧介质的情况下，不可用含有酒精的液体如红花油等外用药物代替，可用油性、霜状的润肤物质代替，也可用橄榄油、香油等植物油代替，但不能长期使用，以免造成皮肤损伤。

三、施术前准备

1. 选择器具

根据病证和刮痧部位的不同，选择相应的刮痧板和刮痧介质。在刮拭人体躯干、四肢时应选择方形刮痧板，在手、足部刮痧时应选择角形刮痧板。刮痧工具边缘要光滑，如有破损及裂痕者不能使用。

2. 选取刮痧部位

刮痧时选取适当的刮痧部位，以经脉循行和病变部位为主，常刮拭部位有头、颈、肩、背、腰及四肢等。施术部位应尽量暴露，便于操作。

3. 选取体位

根据病证特点、刮痧部位和受术者体质等方面，选择受术者舒适持久、术者便于操作的体位。

4. 环境要求

刮痧室内应保持整洁卫生，温度适宜，以受术者感觉舒适为宜。

5. 消毒

刮痧板使用后应及时消毒，不同材质的刮痧板应用不同的消毒方法。水牛角刮痧板可用 1∶1000 的新洁尔灭、75% 医用乙醇或 0.5% 的碘伏进行擦拭消毒。砭石、陶瓷、玉石刮痧板除可采用上述擦拭消毒外，还可进行高温、高压或煮沸消毒。提倡刮痧工具实行一板一人、一用一消毒。

刮拭部位应用热毛巾或 75% 乙醇棉球，或生理盐水棉球进行清洁。术者双手应用肥皂或洗手消毒液清洗干净，或用 75%

乙醇棉球擦拭清洁。

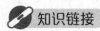知识链接

刮痧工具的保养

水牛角刮痧工具注意不能火烤，不能水煮，不能高压消毒，不能浸泡消毒，应置于阴凉处保管。玉石刮痧板和瓷质刮痧板注意不要与硬物碰撞，以免破碎。

四、刮痧的顺序、方向、时间和程度

刮痧顺序总原则：先头面后手足，先背腰后胸腹，先上肢后下肢。

刮痧方向总原则：由上向下、由内向外，单方向刮拭，尽可能拉长距离。

刮痧要依据顾客的年龄、性别、体质、身体状况以及出痧情况等因素而定。每个部位一般刮拭 20～30 次，局部刮痧一般 10～20 分钟。

刮痧时用力要均匀，由轻到重，先轻刮 6～10 次，然后力量逐渐加重，尤其是经过穴位部位，但以受术者能够承受为度。刮拭 6～10 次后，再逐渐减力，轻刮 6～10 次，使受术者局部放松，有舒适的感觉为宜。一般刮至皮肤出现潮红、紫红色颜色变化，或出现粟粒状、丘疹样斑点，或片状、条索状斑块等形态变化，可伴有局部热感或轻微疼痛。对不易出痧或出痧较少者，不可强求出痧。

两次刮痧之间宜间隔 3～5 天，以皮肤上痧褪、手压皮肤无痛感为宜。若刮痧部位的痧斑未褪，不宜在原部位进行刮拭。

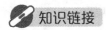 知识链接

痧

"痧"即皮肤出现红点如粟米，用手指触摸时稍有阻碍的疹点。现代医学认为，"痧"是渗出于脉外的含有大量代谢产物的离经之血。当机体脏腑功能减退或发生严重障碍时，代谢产物不能及时排出，局部呈缺氧状态，刮痧可使局部充血，毛细血管破裂，因此有"痧"的出现。

五、刮痧的补泻方法

1. 刮痧补法

刮痧时，刮痧板按压的力度小，刮拭速度慢，刮拭时间相对较长。宜用于体弱多病、久病虚弱的虚证患者，或对疼痛敏感者等。

2. 刮痧泻法

刮痧时，刮痧板按压的力度大，刮拭速度快，刮拭时间相对较短。宜用于身体强壮、疾病初期的实证患者以及骨关节疼痛患者。

3. 刮痧平补平泻法

介于刮痧补法和泻法之间。刮痧时，刮痧板按压的力度和移动速度适中，时间因人而异。宜用于虚实夹杂证的患者，尤其适宜于亚健康人群或健康人群的保健刮痧。

六、刮痧注意事项

1. 刮痧时应注意室内保温，尤其在冬季应避免患者感受风

寒。夏季刮痧时，应避免风扇、空调直接吹刮拭部位。

2. 刮痧后不宜立即食用生冷食物，刮痧 30 分钟后方可洗温水澡。

3. 年迈体弱、儿童及对疼痛较敏感者宜用轻刮法刮拭。

4. 注意晕刮现象的发生。晕刮的表现及处理办法同"晕推"（见"推拿常见异常情况的预防及处理"）。

七、刮痧禁忌证

1. 严重心脑血管疾病、肝肾功能不全等疾病出现全身浮肿者。

2. 有出血倾向的疾病，如严重贫血、血小板减少性紫癜、白血病、血友病等。

3. 感染性疾病，如急性骨髓炎、结核性关节炎、传染性皮肤病、皮肤疖肿包块等。

4. 急性扭挫伤、皮肤出现肿胀破损者，创伤的疼痛部位或骨折部位。

5. 刮痧不配合者，如醉酒、精神分裂症、抽搐等。

6. 特殊部位，如眼睛、口唇、舌体、耳孔、鼻孔、乳头、肚脐、前后二阴以及大血管显现处等部位，孕妇的腹部、腰骶部。

第十一节 针刺放血疗法

针刺放血疗法是使用三棱针、粗毫针或消毒后的小尖刀刺破或划破人体特定穴位的浅表脉络，放出少量血液，以治疗疾病的一种方法。具有泄热、止痛、镇静、开窍、化瘀、消肿等作用。正如《灵枢悬解·小针解》中所云："宛陈则除之者，去血脉也。邪盛则虚之者，言诸经有盛者，皆泻其邪也。"《灵枢·官针》有"络刺""赞刺""豹文刺"等具体的记载，这些都是对针刺放血疗法的描述。针刺放血疗法是一种十分重要而且常用的针刺方法。针刺放血疗法对某些疾病可以起到快速见效的方法，例如肢体某处局部麻木，可在患部用三棱针或毫针刺后挤出少量血液，多能迅速取效；肢端麻木可于十宣或十二井处点刺放血；高热就诊前时可在大椎、十宣速刺放血，尺泽、委中缓刺放血退烧；带状疱疹初起疱疹时，在疱疹旁 1cm 处用三棱针速刺放血等。

一、三棱针

三棱针，古称锋针，是一种常用的刺血工具。针柄呈圆柱体，针体呈正三棱锥体，三棱构成刀刃，针尖十分锋利，利于刺血操作（图 4 – 10）。

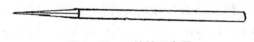

图 4 – 10 三棱针示意图

二、针刺放血疗法的种类

1. 点刺放血疗法

用三棱针或粗毫针通过点刺放出少量血液或液体的方法。先在针刺部位用左手拇指向针刺处上下推按，使血液积聚于针刺部位，然后用 2% 碘酒棉球消毒，再用 75% 酒精棉球脱碘，针刺时辅助手拇、食、中三指紧捏被刺部位，刺手持针，用拇、食两指捏住针柄，中指指腹紧靠针身下端，针尖露出 3~5mm，对准穴位刺入 3~5mm，随即将针迅速退出，挤压针孔周围，使少量出血，或挤出少量液体，最后用消毒干棉球按压针孔。点刺放血法多用于四肢末端、耳穴、四缝等穴位的放血操作。

2. 散刺放血疗法

散刺放血疗法多用于局部瘀血、血肿或水肿、顽癣等。根据病变部位大小的不同，用针多次点刺，一般点刺 5~20 次，由病变外缘环形向中心点刺，达到祛瘀生新、通经活络的目的。散刺后也可拔罐并留罐，靠吸拔之力促进血液排出，一般用透明的玻璃罐，便于控制出血量。

3. 刺络放血疗法

刺络放血疗法多用于治疗急性吐泻、中暑发热等症，常选用曲泽、委中等穴。一般用三棱针或粗毫针刺入浅表血络或静脉，放出适量血液。操作时先用橡皮管扎紧针刺部位上端（近心端），使针刺部位充血，然后消毒。辅助手拇指压在被刺部位下，刺手持三棱针或粗毫针刺对准针刺部位的静脉迅速刺入，随即将针退出，松开橡皮管，流出适量血液，待出血自然停止后或放出适量血液后，用消毒干棉球按压针孔。

三、针刺放血疗法注意事项

1. 出血后不易凝固或出血不止的患者（糖尿病、血友病、血小板减少性紫癜等），慎用或不适用于放血治疗。

2. 操作前对患者要做好解释工作，消除患者思想上的顾虑。

3. 操作时严格消毒，防止感染。

4. 操作时手法要稳、准、快，不可用力过猛，防止刺入过深、创伤过大，切不可伤及动脉。

5. 针刺放血刺激较强，操作过程中须注意患者体位，操作前不可过度饥饿、疲乏、劳累等，谨防晕针。

6. 体弱、贫血、低血压、妇女怀孕和产后等，均要慎重使用。

7. 一般每次出血量以数滴至每次 3~5mL 为宜。

第十二节　中医养生康复功法

中医养生康复功法以中医理论基础知识为指导，是中医养生康复技术的重要组成部分。

一、中医养生康复功法概述

（一）中医养生康复功法的概念

中国古代修炼技术众多，养生康复功法是古代各种修炼技术的统称。古代代表性的养生康复功法有医家五禽戏、六字诀、八段锦，佛家的禅定，道家的内丹、周天，儒家的心斋、坐忘，还有武术的站桩、套路动作等。中华人民共和国成立后，由于养生康复功法临床疗效显著，功法的选择不拘泥于某一功法或某一家传承，很受大家的重视，常常将其应用于防病康复。

养生康复功法的根本特点在于一个"松"字，松包括身体的松与心理状态的松，具体到练习方法，就是通过各种手段使练习者达到身心俱松的状态。境界需要积累，也就是需要"功夫"。因此，养生功法练习也叫作练功，具体方法就叫作功法。

所有功法操作要领都包括姿势动作、练功调心，以及呼吸形式的调节。虽然具体功法各有偏重，但操作分解都离不开这三者。很多人提出太极拳、八段锦、武术套路算不算养生功法，答案是肯定的，这些功法均可归类为养生功法的范畴。练习太极拳、八段锦、易筋经、武术功法等套路动功时，只要达到身心俱松的状态，必然会补足人体精气神，使练习者感到精气充足、精力充沛，进而改善身体健康状况。正如《道德经》中所言"惚兮恍兮，其中有象；恍兮惚兮，其中有物"。这正是对练功状态最恰当的描述。只要有心练习，行、站、坐、卧皆可练功，对自己的健康均可以起到养护作用。《素问·上古天真论》中"恬惔虚无，真气从之，精神内守，病安从来"的记载，即是对养生功法练习方法及作用效果的高度概括。

（二）中医养生康复功法练习原则

1. 强调身心合一

《淮南子·原道训》中记载："夫形者，生之舍也；气者，生之充也；神者，生之制也。一失位，则三者伤矣。"《道家养生要言辑要》中说："气者形之根，形者气之宅，神形之具，令人相因而立，若一事有失，即不合于理，安能久立哉。"可见生命的这三个要素各司其职，三者是相互依存、相互联系的整体。没有形则神气无所依附，人的生命也就无从谈起；没有气则无生命的有机活动，气失于升降出入而"神机化灭"；生命活动没有神的调控则"气乱、精离""形乃大伤"。

形为气之舍，气为形之充。形作为生命的房舍，它是气存在、运行、变化的场所。正所谓，皮之不存毛将焉附。以此言之，形气关系，从根本上来说就是形体强弱与正气盛衰的关系。

故《素问·刺志论》曰:"气实形实,气虚形虚,此其常也,反此者病。"形气不可分离,形体动作具有明显疏导气机的作用。养生功法练习中,形松才可得气,气通则形体自正。

神依附于形,神为形之主。神不能离开形体而独立存在,形成则神俱,形是神的依附。《素问·上古天真论》说:"形体不敝,精神不散。"张景岳也强调"神依形生""无形则神无以生"。《素问·宣明五气论》中更为明确地说:"心藏神,肺藏魄,肝藏魂,脾藏意,肾藏志。"神、魂、魄、意、志名虽不同,但皆属于神的范畴。因此,五脏皆可称为神之宅,为藏神之处。另一方面,神具有调控主导形的功能作用。人的精神意识对人体生命活动具有主导和调控作用。《灵枢·天年》曰:"百岁,五脏皆虚,神气皆去,形骸独居而终矣。"总之,形为神之宅,神乃形之主,无神则形不可活,无形则神无以附。两者相辅相成,不可分离,离则为死,偕则为生。

神为气之主,气为神之充。神作为人体生命的主宰,对人体气机有明显影响。神可驭气,气能留形,气定则神闲,反之气不定则神乱。《素问·上古天真论》中说:"恬惔虚无,真气从之,精神内守,病安从来。"心神安定,神不外驰,则人体精气各从其顺,身体健康。反之,则人体之气会出现不平衡的现象。正如《素问·举痛论》所说的"怒则气上""喜则气缓""思则气结""悲则气消""恐则气下""惊则气乱"等。

2. 强调神为主导

《素问·灵兰秘典论》说:"心者,君主之官也,神明出焉。"并进一步指出:"主明则下安,以此养生则寿,殁世不殆,以为天下则大昌。主不明则十二官危,使道闭塞而不通,形乃大伤,以此养生则殃。"可见在人体形、气、神三个生命要素当中，神是人生命活动的主宰，调神在三调中起着主导作用。《灵枢·本脏》更是指出："志意者，所以御精神，收魂魄，适寒温，和喜怒者也……志意和则精神专直，魂魄不散，悔怒不起，五脏不受邪矣。"这里明确指出人的意识可以统御精神活动，收摄魂魄、调节人体对冷热刺激的适应能力和情志变化。如果意识清晰，就会精神集中，思维敏捷，魂魄安定，就不会起懊悔、愤怒等过度的情绪，五脏也就不会受到外邪的干扰。因此，在养生功法练习中特别强调神的主导作用，重视三调。陶弘景在《养性延命录·教戒篇》中引用《小有经》的话："多思则神殆，多念则志散，多欲则损智，多事则形疲，多语则气争，多笑则伤脏，多愁则心慑，多乐则意溢，多喜则忘错昏乱，多怒则百脉不定，多好则专迷不治，多恶则憔煎无欢。此十二多不除，丧生之本也。无多者，几乎真人大计。"引用彭祖的话："道不在烦，但能不思衣，不思食，不思声，不思色，不思胜，不思负，不思失，不思得，不思荣，不思辱，心不劳，形不极，常导引纳气胎息尔，可得千岁。"养生功法练习，要始终注意功内功外调摄自己的心神，方可达到保健养生的目的。

二、中医养生康复功法练习方法

（一）养生康复功法基本练习方法

1. 练功调神方法

练功调神包括两层意思：一是练功时对神的锻炼调控，即功内调神；二是平时生活中对神的锻炼调控，即功外练神。

（1）功内调神：生活中人的心神很难进入完全静定的状态，

刚一闭眼，则种种画面进入脑海，杂念纷呈。有人比喻人的念头就像浑浊的河水一样，河水由浊变清，需要河水相对静止，也需要时间去慢慢地澄清，达到自然净化。功内调神就是要在练功时将杂乱的念头复归平静，做到心如止水，如如不动。功内调神是练功的最初环节，也是最重要的一个环节。很多人不知怎么练功，其实就是不知道功内调神怎么做，或功内调神是什么状态。随着练功的深入，心神慢慢在日常生活的繁杂中归于平静，此时在练功时会产生类似睡眠的反应，感觉自己好像睡着了，或像做梦一样出现很多景象，或对外界的声响似乎听不到了，这就是进入了入静的练功状态。有人不理解这种状态，认为自己练功产生昏沉或睡着了是练习方法不对，以为练功练错了，其实练功时产生昏沉现象也属正常。日常生活中，过度使用身体，使"神"有所不足，就像有些年轻人玩游戏，玩一个通宵都不觉得累，实际此时不是不累，而是过度兴奋，对"神"的不足失去了感知。练功后使心神归于平静后，身体会自动进行调节，有些人就会感觉特别累，这都是练功正常反应，适当休息即可。

　　功内调神的方法主要包括意守、存想、入静等。意守是指在纷呈的念头中，将意念轻轻放在某一事物或者部位上。存想，亦称观想，是对意守的事物应用意念进行操作，起到调节意境、诱发感受的作用。意守与存想应注意避免意念过重，例如意守丹田，是在想起来时将意念放在丹田，体会一下丹田此时的感觉即可，而不是要求时时刻刻要想着丹田。意守时应明白人的念头是无时无刻纷杂无比的，就像意守早晨看日出。早晨看日出时并不是紧紧盯着日出不放，而是欣赏日出时风景的美丽，看日出时脑海中浮想联翩是非常正常的。意守看日出，并不是脑子里时时刻刻想日出，而是时不时欣赏一下心中想象的日出即可。看着看着不知道自己在干什么了，这也就是进入了忘我的境界，由意守日出进入了另一个境界，这种状态是练功状态的自由转换，应任其发展，等意识到自己并没有在意守日出时，再将意念放在看日出即可，这就是意守时的似守非守。许多人忽然意识到自己并没有在意守日出，以为自己思想开小差了，认为自己不能进入专一的练功状态，这种想法是不对的。有时候发呆或出神也是意识放松的一种方式，是进入忘我状态的一个前期阶段，应该明白忘我境界又何尝不是一个发呆或出神的状态呢。

（2）功外练神：《心医集·袁了凡静功诀》中言："静处养气，闹处炼神。"即是指在安静、舒适的环境中心神易平静，容易进入形、神合一的养生功法练习境界，适宜于练功培育元气；在嘈杂的环境中练功，心神容易受扰，此时练功的主要目的在于锻炼自己的心神，使之不易受外界干扰。还有一种情况，在练功时能够保持心神安宁，但在生活中稍遇困扰、挫折与不平则很容易动怒、沮丧、哀怨，影响体内气机运行，从而影响身体健康。平时需要处理好生活中的琐事，练功时才不容易产生杂念，能很快进入状态。功外练神主要包括老师指导、理论学习与生活中调神三个方面。

①老师指导：养生康复功法练习是心身高度放松的身心合一锻炼技术，调神是该技术的核心，更离不开老师的指导。人的心理变化十分微妙复杂，不同的人练功时心神变化千差万别，所谓"当局者迷，旁观者清"，练功时很难认识到自己的练习误

区，也不能主动从自己的误区中走出来，这就需要老师的指导。指导老师在养生功法调神中必有许多宝贵的心得体会，通过老师指导可以使练功者少走很多弯路。练功者要充分信任指导老师，敞开心扉，交流自己在练功中的困惑、体会，写练功日记并定期发给指导老师，是调神也是心理交流的一种有效方式。

②理论学习：养生功法调神是一门技术，更是一门学问。在系统学习的过程中不断提高自己的认识高度，对调神具有事半功倍的作用。学习内容包括东西方心理学、古典与现代哲学以及诸多古代修炼著作。养生功法调神主要在于调节练功者的心理变化，东西方心理学是养生功法调神需要掌握的基本知识储备。哲学可以提高人的认识高度，提高对世界认识的水平，哲学著作充满了人生的哲理与智慧，只有提高对世界的认识水平，才能真正做到内心平稳淡定，处事不惊。无论中国古典的老子、庄子哲学、诸子百家，还是西方的诸多哲学著作都可以为养生功法调神带来极大的帮助。历代养生功法修习者在养生功法练习中积累了宝贵的经验，多读经典的养生功法修习著作，对于养生功法调神同样非常重要。

③生活中调神：读万卷书，行万里路。任何理论知识都不能代替实践，调神更是如此。每个人在成长过程中的磨难和挫折最能锻炼出一颗坚定的心。养生功法练神不能因追求神静而一味避世脱俗，而应该有一种积极向上的心态，遇事迎难而上，在困难中历练出一颗如如不动之心。生活中的心理变化最为丰富精彩，每个人每天都会遇到各种各样的问题，产生各种积极与消极的情绪，当不良情绪产生时，应积极反省自己，可以通过与他人沟通、学习认识自己的不足，调节自己的心态。养生

功法调神要注意在生活中检查、调节自己的心态，通过生活历练自己的心神。

2. 姿势与呼吸调节

姿势与动作只是养生功法练习的形式，所谓行、站、坐、卧皆可练功。养生功法练习应注重心身俱松、形神合一的状态，切记不可因过度注重动作而忽视了心身俱松练功状态的保持。

（1）静功：静功练习时应选择安静、舒适的环境。练习时注意舒展眉头，面带微笑。

微笑有利于练功时的放松。双眼轻闭，使心神安宁，练功过程中睁眼不利于进入练功状态。呼吸均匀，并将意念似守非守的置于下丹田。这里似守非守就如烧水，关注水是否烧开并及时关火就可以，如坐在炉子边眼睛一眨不眨地看着水烧开，则属于意念过重。口要轻轻闭合，舌应自然置放。许多功法要求舌抵上腭，舌抵上腭应抵在上腭与牙齿的交接处，轻触即止，无抵抗之意。舌抵上腭是为了接通任督二脉，初学者可以不必刻板照做。静功的特点是外静内动，所谓静极生动。静功练习重视体会体内气机发动变化时带来的身体反应。

根据练功时姿势的不同，静功分为坐式、卧式、站式。

1）坐式：坐式是静功练习最常采用的姿势。坐式一般采用盘坐、平坐、靠坐等。初学养生功法者可不必拘泥于形式，因为初学者单盘或双盘极易引起双腿酸麻不适，影响身心俱松状态。现代人在有限的练功时间内，坐式应以舒适自然为标准。

盘坐：盘坐是静坐练习最适宜的姿势，易进入形神合一的养生功法练习境界。盘坐可分为自然盘、单盘、双盘三种。盘坐的坐具一般使用专用的盘坐垫、矮方凳，或直接在床、炕上进行，也可在地面直接铺较厚的软垫进行盘坐。盘坐时可将臀部稍稍垫高一些，高度以盘坐舒适为度。盘坐时应头正颈松、口眼轻闭，松肩坠肘，含胸拔背，腰部自然伸直，基本要求同"站式"（见后）。双上臂自然下垂，双手分别放于大腿上，掌心向上向下均可，也可相叠平放于两腿间。待进入形神合一的养生功法状态后，可不必过于纠正姿势，以免影响养生功法状态的保持。自然盘也称散盘，两腿交叉盘起，左压右或右压左均可，两足均安放于坐具上，可以分别压在对侧膝下。一般初学盘坐者，单盘或双盘较为困难，建议可由自然盘练起。单盘指盘坐时将一条腿盘在另一条腿上，足部置于另一条腿的大腿处，左压右或右压左均可，根据个人习惯而定。双盘指盘坐时先将左足或右足放在对侧大腿上，然后将对侧小腿与足盘上来，放在左侧或右侧大腿上，两足心均向上且不接触坐具。练习单盘日久，可由单盘过渡到双盘，练习时间以双腿不产生过度酸麻为宜。部分初习盘坐者，长时间双盘不会产生不适，则可直接从双盘练起。

平坐：平坐是指直接平坐于坐具上，要求坐具高度与小腿长度相差不大，坐下后大腿基本平直，两膝弯曲接近90°。坐于椅凳上时，只坐椅凳的前三分之一，头部、上身、腰部的姿势要求同盘坐。年老腿脚不利、腿脚较硬不利于盘坐者可采用平坐练功。如盘坐器具不合适时，也可临时应用平坐进行坐式练习。

靠坐：靠坐指背部轻靠在椅背、沙发或靠具之上，其余姿势均与平坐相仿。靠坐时两足可略前伸、头部可略后倾，以保持身体舒适。年老体弱、慢性病体衰者，平坐较困难或不适宜长久平坐，可使用靠坐姿势进行坐式练习。

2）卧式：卧式是静功练习中坐式的补充。采用卧式进行锻炼的静功亦称卧功、睡功等。卧式一般采用仰卧、侧卧、半卧等，卧式时枕头不可过高或过低，以舒适为度。睡前打坐完毕，平躺不能立即入睡者，可继续进行卧式静功练习，直至入睡。年老体衰或患病不能起床者，亦可采用卧式进行静功练习。

3）站式：站式功法虽属外静内动之功法，但身体内动明显，易产生身体轻微外动，如抖动、晃动等，此属正常身体反应。若身体晃动剧烈则需稍加控制，也可随之轻移双脚以保持身体平衡。因此一般又将站式功法归类为动静相兼的功法。此功具有明显的生发阳气的作用，体虚瘦弱之人可多练此功法。

站式练功时，身体要处于松弛状态，避免长久站立造成肌肉紧张与不适，影响得气。具体练功要求如下（其中头、身部练功要求，也适用于坐式功法练习）：头正颈松，下颌微收；松肩坠肘，含胸拔背；伸腰沉胯，两膝微曲。下颌稍稍向内收，可以避免头部后倾时颈椎被压缩而不能伸展。唯有下颌微收，头部正直，颈椎才能充分舒展，保持颈部松弛。

松肩是指两肩自然下垂，避免耸肩。耸肩是心理不放松的表现，长期不自然的耸肩是引起肩周炎的重要原因。耸肩不但使肌肉紧张，而且影响气机下沉，易使呼吸急促。伸腰时腰部要伸展开、挺直，不能塌腰。其作用主要是将腰部的脊柱伸直，避免长时间站立引起腰肌紧张，引起腰部不适。伸腰时容易出现挺肚，此时应注意微收腹。站式时，在能够保持直立的前提下，两腿尽量放松，两膝微曲，五趾微微抓地。两膝微曲的目的是使腿部放松，因此两膝微曲以外视不觉弯曲，而内觉双膝未挺直为度。两脚与肩同宽，平行站立。若站立不稳，两脚分开距离可稍大，或将脚尖稍内扣。

（2）动功：动功锻炼分为套路动功与自发运功。套路动功是一系列连续的设定动作。

练功时须按套路顺序与要求进行。站式功法是套路动功的基础。自发运功是练功中自然出现的随意性动作，其动作随内气的运行自然发生，既非预先设定，也不由意识支配。自发动作的关键在于不能失控，其动作的发生虽然不由意识支配，但动作的终止应由意识控制，否则可能会出现危险或偏差。由于自发运功的调控难度较大，且练习时由于环境因素存在危险，一般不适合初学者练习及自行练习。养生康复功法动功练习强调心身俱松、心身合一状态的形成。因此动作的设置往往比较柔和，动作配合呼吸，并注意"以神驭气，以气领形"，要求练功时动作圆润舒展，松紧适度。如果练动功后胳膊、腿的肌肉疲劳僵硬、酸麻疼痛，往往提示用力有所不当，应注意练功时的充分放松，并在功后进行适度拍打放松。

（3）呼吸调节：气定则神闲，呼吸绵绵悠长，若有若无，则极易进入心身合一的养生。

康复功法练习境界；相反，若进入心身合一的养生功法练习境界，则呼吸必然深长细匀。但初习调息者，过度调控呼吸可能会产生憋闷不适，因此气息调控应注意量力而行，切勿用意过度而产生头晕、憋闷等不适。养生康复功法练习时可使用自然呼吸、腹式呼吸、逆腹式呼吸及体呼吸。初学养生功法者建议使用自然呼吸或顺腹式呼吸，同时可配合体呼吸。

胸式呼吸的特征是呼吸时可见胸部起伏，吸气时胸部隆起，呼气时胸部回缩。腹式呼吸时可见腹部起伏。依起伏方式的不同，腹式呼吸可分为顺腹式呼吸和逆腹式呼吸两种。顺腹式呼吸是吸气时腹部隆起，呼气时腹部缩回；逆腹式呼吸是吸气时腹部回缩，呼气时腹部膨出。从胸式呼吸逐渐过渡到腹式呼吸，一般都是过渡到顺腹式呼吸。顺腹式呼吸训练日久，可练习逆腹式呼吸。逆腹式呼吸法，在呼气时可意念引内气下行，聚于丹田。久而久之，呼气时腹部充实隆起，吸气时则放松缩回，逆腹式呼吸便自然形成了。体呼吸又称遍身呼吸、毫毛呼吸，正如《苏沈良方·养生说》中说："一息自住，不出不入，或觉此息，从毛窍中，八万四千，云蒸雾散，无始已来，诸病自除，诸障自灭。"体呼吸时意念全身毛孔慢慢展开，随身体的吸气，天地自然之气通过毛孔进入自己的身体，随身体的呼气，体内的浊气通过毛孔排出体外。体呼吸可在腹式呼吸的基础上，随着身体对内气感觉越来越明显，而逐渐过渡应用，也可在练功之初应用，通过体呼吸培养身体对内气的体感。

（二）练功反应

练功反应是指因练功而引起的特殊自我感觉和身心变化。随着练功状态的逐渐深入，体内元气逐渐充足，身体会出现明显的练功反应。比如，练功时元气首先汇入丹田，尤其是下丹田，练功日久会感觉到下丹田有温热的感觉。丹田气足则流向人体经络系统，包括十二经脉、奇经八脉，甚至整个经脉系统、络脉系统等，身体会出现气通经脉、气冲病灶等特殊反应，表现为练功时不舒适，甚至旧病复发等现象，如身体隐患、劳损部位会出现明显不舒适，这都属于正常现象。但是很多人不能区别练功反应和真正身体的不适，这时不仅需要科学的身体指标检测，还需要有经验的指导老师的指导，过去叫作"临炉指点"，即练功时师父必须随时指点。

1. 常见反应

常见的练功反应包括动触反应、排毒反应、疏经通络反应、气冲病灶反应、机能改善反应等，是练功过程中出现的身体自然反应。练功反应出现后，要不惊不乱，不急不躁，保持心态的宁和，方可逐渐进入更高的练功境界。

（1）动触反应：《童蒙止观》中记载了十六触反应，包括"动、痒、凉、暖、轻、重、涩、滑"八触，以及复有八触"掉（动摇）、猗（修长）、冷、热、浮、沉、软、坚"，合称"十六触"。在这里，动触也泛指在练功过程中出现而在平时不常见的种种感觉。

动触中热感与冷感最常见，其次为肌肉的跳动感，另外本体感觉的模糊化以致消失也较为常见。练功过程中，有人会感觉自身高大或者变小，甚至有时身体局部位置感会消失。

练功过程中，动触的感觉常常从一点或者局部产生，逐渐向四周扩散。这种反应表明机体气血开始通畅，引发局部感受性增强，也是机体进行自我调整的一个过程。例如身体发热，或某部位发热者，是体内阳气升发的表现。对于身体出现的动触感觉，一不好奇，二不追求，应当任其自生自灭。往往大部分练习者，在出现身体反应后，或者惊慌失措，或者大喜，或者联想翩翩，这些都会影响练功境界，使身体自动进行的调节反应中止，并影响自己的练功状态。

（2）排毒反应：汗、吐、下、和、温、清、补、消属于中医治疗八法，其中汗、吐、下是通过体内物质的排出，将病邪排出体外。养生功法练习过程中，随着练功的深入，身体元气充足，免疫力明显增强，身体对外邪的抵抗能力也大大增强，这时机体会出现自我调整现象，出现自然的排毒反应。以前存留于体内的外邪会由于正气的增强而逐渐迫其外出。功法练习过程中的排毒反应表现形式多样，练习者出现排毒反应时，身体往往会出现不适反应，此时应观察身体的整体变化，并观察随着时间变化身体的变化。若此时自感精力充沛，睡眠良好，面色、舌象均正常，应继续观察。一般身体不适现象会很快减弱或消失，此为排毒反应，不属病态。例如体寒者，或者局部寒气留存者，会出现手脚发冷、子宫寒凉等。练功中可能会出现全身异常发冷或局部异常发冷的现象，例如突然感觉全身发冷，盖被才能缓解，或者小肚子发冷、手脚发冷等。这时可能是身体自然出现的排除寒气的表现。寒气从体内慢慢排出，就会出现身体发冷，这是身体正气增强，抵御寒邪过程中的自然现象。在练功过程中，有些人会突然出现大汗淋漓，这也是体内邪气排出的一个途径。练功中突然出汗很多，但无其他明显不适，一般是体内邪气随汗而出的表现。还有一些练功者，存在肺系疾患，或者属于过敏体质，练功时会出现皮肤发痒，甚至皮肤表面出现红疹等皮肤过敏现象。肺开窍于皮毛，这一般是肺之邪气外排的表现，经过几日或多日练功皮肤的红疹就会慢慢消失，有时停止练功后皮疹也会慢慢消失。皮肤表面发痒也可能是微循环增强，毛孔张开的表现，此时微循环增强会加速皮肤表面垃圾的清理，很多人皮肤会变的光滑，甚至皮肤表面斑块消失。对于皮肤发痒或皮肤出疹，切忌抓挠，因为抓挠会影响微循环，影响皮肤表面的排毒反应。也不建议立刻使用止痒或抗过敏药物。当然，在养生功法练习过程中，身体还会出现其他各种排毒反应，例如咳嗽、排痰增多、舌苔变黄、口臭、放屁增多、排便增多、尿黄等各种身体反应，这都可能是体内毒、邪外出的表现，练习者此时应根据自己身体的整体反应进行判断，最好有专业老师的指导。

（3）疏通经络反应：人体经络是运行气血的通道，气运则血行。血液主要在有形的血管内流动，人体之气（炁）则主要流行于无形的经络系统之中。练功日久，随着练功状态的深入，人体元气逐渐充足，经络之中的气就会变得更加充盛。此时在练功时可能会有气运行于某一经络的感觉，最明显的就是能感觉到气运行于任督二脉某一位置。其实，打通任督二脉之说，是形象地表述练功时精气在任督二脉更加充盛时人体有所感受，并无多少神秘可言。科学练功，就是要科学解释练功中出现的各种反应，避免用封建迷信思想去臆测练功反应。练功过程中还会出现各种各样疏通经络的反应，例如有时感觉某部位有物体流过的感觉，脑部有突然清灵轻松的感觉，印堂部、太阳穴、膻中穴、命门穴等处发胀的感觉等。

（4）气冲病灶反应：一般人因为不能与身体正常疾病反应相区别，会产生对身体状况的担心。例如有些人有腰肌劳损或腰椎疾患，一旦出现气冲病灶反应，腰部会剧烈疼痛，甚至疼痛如折，此时练习者往往怀疑是因练功导致疾病加重而停止练功，甚为可惜。此时鉴别的要点是：腰痛反应在练功时加剧，停止后减轻；且练功时并无剧烈运动，也无过度的腰部活动。此时应坚定练功去病的信心，当然老师的指点与判断也很重要，必要时可采用腰部肌肉推拿放松的方法，但推拿力度一定要轻，以放松肌肉紧张、缓解肌肉劳损为主。

气冲病灶反应的表现多种多样，最常见的是翻病现象。例如有头痛史的患者，练功时可能会头痛加重，有过腿伤的患者会出现腿部不适，有胃部疾病的患者会出现胃疼加重等各类反应。鉴别翻病现象，也是以练功时症状加剧，停止后症状减轻为主要判别依据。此时如能耐受反应可加强练功，通过练功彻底除去病根，使慢性疾病得到彻底康复。

（5）功能改善反应：长期的养生功法练习，会使人体的气血变得更加充足，免疫力增强，循环系统尤其是微循环系统明显改善，皮肤会变得更加有光泽、细腻，有些老年斑、皮肤皱褶会自然消失。消化系统功能也会明显改善，如唾液增多，脾胃功能增强，胃肠蠕动增强等。口中唾液，古代养生功法练习者称之为"金津玉液"，既能益胃，又能补肾，可分几口咽至下丹田，起到添精益肾的作用。脾脏功能增强，有些人不再过度肥胖，食欲改善，湿气体质得到改善等。此外，其他功能改善表现有：睡眠更加香甜，抵抗力增强，不易感冒，不再怕冷，毛发增多变黑，指甲生长迅速等。

2. 异常反应

异常反应出现的原因，一般是由于心情过于急躁、大怒、受惊、主观臆想等心理原因造成的身体不适。练功者如果不能正确认识练功反应，对练功反应以不科学的，甚至迷信的思想去理解，久而久之，就会严重影响自己的身心，身体会因此出现各类不适。自身排除异常反应难度较大的练功者，需要老师的临炉指点，分析练功反应属于正常还是异常反应，并注意练功时切不可急躁、追求过多，不在情绪异常激动时练功。同时练功后应进行适度的全身穴位拍打，消除不适感。

第五章　常用中医养生康复技术应用

本章主要介绍常用中医养生康复技术的具体应用，包括中医心理干预技术应用、中医膏方、中医药酒方、养生康复功法、头面部养生康复技术、颈肩部养生康复技术、胸部养生康复技术、腹部养生康复技术、背腰部养生康复技术、上肢部养生康复技术、下肢部养生康复技术等。

第一节　中医心理干预技术应用

一、移空技术

移空技术在 2008 年第五届世界心理治疗大会上由北京中医药大学刘天君教授首次公开提出，它秉承与发扬传统中医治神为先的学术思想，以中国古代修炼技术中的存想与入静技术为核心操作内容，由治疗师指导来访者充分运用意识的想象功能，先将所需要解决的心理障碍、心身疾患的症状象征性物化，并放入为其量身打造的承载物中，而后在不同的心理距离上反复移动置放了象征物的承载物，使二者在移动的过程中逐渐变化乃至消失，从而缓解或消除症状及其影响的本土化心身治疗技术。

2011 年移空技术进入国家支撑计划课题《十种心理咨询与

心理治疗技术的规范与示范研究》，之后刘天君教授及其博士生、博士后发表《移空技术操作过程简述》。2019 年刘天君教授出版了专著《移空技术操作手册——一项本土化心身治疗技术》，2020 年新冠肺炎把移空技术推向抗疫心理援助行动。2020年初刘天君教授推出简化移空技术，赵旭东教授将之编入《抗疫·安心》大疫心理自助救援全民读本。2020 年上半年刘天君教授成立移空技术团队，将简化移空技术运用于新冠疫情心理援助，疗效好、安全性高、有效率达到 80% 以上。2020 年下半年，刘天君教授率移空技术团队参加中国科学院心理所的应急攻关项目"新冠肺炎创伤疗愈本土化心身支持公益项目"，已完成移空技术案例报告 400 份，并进行移空技术创伤疗愈的探索和研究。2020 年 6 月，移空技术研究院成立，建立了科研、教学和督导三大体系，目前正在与中国科学院心理所合作建设移空技术真实世界研究案例库，进行移空技术真实世界研究，移空技术研究院在全国已建立 11 个移空技术工作站，并成立了移空技术研究院心理咨询中心。

二、改良的中医情绪疗法

情志相胜心理治疗最早见于《素问·五运行大论》，其曰："怒伤肝，悲胜怒""喜伤心，恐胜喜""思伤脾，怒胜思""忧伤肺，喜胜忧""恐伤肾，思胜恐"。情志指人的五种基本情绪，分别是喜、怒、悲、思（忧）、恐。按照五行的属性，上述五种情志分别对应了火、木、土、金、水五种性质。而五行之间有相生相克的规律，即水生木、木生火、火生土、土生金、金生水，水克火、金克木、木克土、火克金、土克水。情志相胜心理治疗就是根据五行相克的规律，有意识地使患者产生一种情绪去克服、缓解另一种情绪。如喜胜悲、悲胜怒、怒胜思、思胜恐、恐胜喜等。实际操作时，后世多遵张子和在《儒门事亲·九气感疾更相为治衍》中提出的"悲可以治怒，以怆恻苦楚之言感之；喜可以治悲，以谑浪亵狎之言娱之；恐可以治喜，以恐惧死亡之言怖之；怒可以治思，以污辱欺罔之言触之；思可以治恐，以虑彼志此之言夺之。"

北京回龙观医院闫少校等根据情志相胜心理治疗的原理，结合现代心理治疗的理论与实际，提出了改良的中医情绪疗法。改良中医情绪疗法治疗过程分为暖身、治疗和分享三个阶段。首先，通过角色扮演的方式将压抑的、超出正常的情绪，在一个模拟的场景中进行宣泄，从而降低过强的情绪反应。其次，根据情志相胜的原则，因势利导，正确的疏泄患者的不良情绪，同时配合应用适时的拥抱等关爱，使患者感受到来自亲人和团体的关爱，将不良情绪向正性方向调整。以"悲胜怒"为例，夫妻之间吵架，情绪积累到一定程度一方哭出来的时候，愤怒就被化解。这就是"悲胜怒"。最后，治疗中的分享，所有被治疗的成员都有机会表达自己的感受，宣泄自己的情绪，彼此成为互相的支持，有利于心理疾病的恢复。研究表明，经过治疗后，全体成员的正性情绪明显增强，而负性情绪明显减轻，改良的中医情志疗法是可行而且效果是比较理想的。

三、低阻抗意念导入疗法

低阻抗意念导入疗法是中医现代心理治疗方法的一种，该技术是由中国中医科学院广安门医院汪卫东教授总结和发明的。汪卫东教授在中医心理治疗的基础上，提出了"暗示化认知治疗"，经过进一步总结研究，发明了适用于中国人的本土心理治疗技术体系。如低阻抗意念导入睡眠调控技术，是建立在低阻抗学说和意念导入学说的基础上，把中国的导引、气功疗法与西方的催眠疗法进行融合，通过语言和行为的诱导使患者处于低阻抗状态，在这种状态下针对患者睡眠问题进行情绪剥离、事件剥离、人格剥离、环境适应、认知导入、睡眠信心增强和睡眠体验，从而改善失眠症状的综合疗法。具体包括认知导入技术、睡眠环境适应技术、睡眠外归因剥离技术、睡眠信心增强技术、睡眠体验技术、减停药物技术等。本技术具有两大特点：①低阻抗或催眠的状态下能够更多地作用于内隐认知，产生持久和治本的效果，符合中医治病求本和治未病的理念。②低阻抗状态下的心理治疗融合了传统的中医心理治疗和现代认知治疗、行为治疗、催眠治疗、放松治疗、精神分析治疗等，能够更加灵活地根据不同类型的失眠进行针对性、选择性的治疗，符合中医学整体观念和辨证论治的基本特点。目前这一技术治疗失眠的流程已经基本规范，应用于临床治疗失眠也取得了良好的治疗效果。

第二节　常用中医膏方

一、补气类膏方

（一）补中益气膏

处方：黄芪180g，炙甘草90g，人参60g，当归30g，陈皮60g，升麻60g，柴胡60g，白术90g。

制备及用法：人参另炖取浓汁；余药水煎 3 次，去渣，合并药液，文火浓缩；最后加入人参汁及适量炼蜜收膏，瓷罐保存备用。每日 2 次，每次 1 匙，温开水化服。

功效：补中益气，升阳举陷。

主治：脾胃气虚，少气懒言。

说明：本膏方由健脾药和理气和胃药组成。脾为后天之本，气血生化之源，是一身之气的根本，所以在使用补气药的同时配以健脾助运之品，通过健脾达到更好的补气效果；配以理气和胃药使补而不滞，保持脾胃纳运正常，使补气类膏方能充分发挥其作用。

（二）白术膏

处方：白术 500g，陈皮 120g。

制备及用法：上药水煮 3 次，去渣，合并药液，文火浓缩；最后加适量炼蜜收膏。每日 1 次，每次 1 匙，开水冲服。

功效：健脾益气，和胃渗湿。

主治：本方主要用于脾胃气虚夹湿，食少便溏，四肢无力，形体消瘦，腹胀肠鸣，面色萎黄，舌苔白腻，脉细缓。

（三）理脾养胃除湿膏

处方：白术（炒）、茯苓、莲肉、薏米（炒）、扁豆、炒麦芽各 90g，桔梗、陈皮各 50g，党参、神曲（炒）各 60g，广砂仁（研）30g，甘草 25g。

制备及用法：上药以水煎透，去渣，再熬浓汁，少加炼蜜，文火收膏。每次 6g，每日 2 次。开水冲服。

功效：补气健脾，和中祛湿，健胃消食。

主治：小儿脾胃虚弱，运化不利，停食生湿。症见形体消瘦，面色无华，不思饮食，多食则泻，舌苔腻，脉虚弱。

（四）资生健脾膏

处方：党参200g，白术（炒）、柏子仁（炒）各150g，广砂仁（小粒，研）、木香（研）、山药各100g，茯苓（研）200g，陈皮120g，焦三仙（炒黄）400g，炙甘草50g。

制备及用法：上药以水煎两遍，去渣，再用文火熬浓汁，加炼蜜为膏，瓷器收贮。每次12g，每日2次，温开水化服。

功效：补气健脾，开胃消食。

主治：用于脾胃虚弱，食不运化，神倦乏力，面色苍白，大便溏薄，舌淡苔腻微黄，脉虚弱；亦治疗妇女妊娠之初，脾虚食少，呕吐；小儿脾虚食少，消瘦，便溏。

（五）参术膏

处方：白术（土炒）、人参（去芦）各500g，莲肉（去心皮）300g，神曲100g，黄芪（蜜炙）、白茯苓（去皮）各200g，泽泻、炙甘草各25g。

制备及用法：将上药切碎，水浸后煎煮，纱布滤去药渣，如此3遍，再将所滤药液文火浓缩，入蜂蜜，收膏即成。每次12g，每日2次，开水冲服。

功效：补气健脾，除湿止泻。

主治：气虚脾弱，运化不力，少气懒言，倦怠乏力，食欲不振，多食即胀，大便溏薄，舌苔薄腻，脉来虚弱。

二、补血类膏方

（一）养血归脾膏

处方：当归、党参、炒白术、茯苓、黄芪各250g，木香、甘草、制远志、生姜、大枣各 120g。

用法：本方为中成药。每次 5～10g，每日 2 次，空腹，温开水化服。

功效：益气补血，健脾养心。

主治：心脾两虚证。症见心悸怔忡，健忘失眠，食少体倦，面色萎黄，舌淡，脉细缓。或脾不统血证，症见便血，皮下紫癜，妇女月经提前，量多色淡，经血淋沥不止。

（二）当归膏

处方：枸杞子、当归各 75g，生地黄、白术、白芍各 60g，白茯苓 45g，薏苡仁、山药、麦冬、熟地黄、贝母、甘草、五味子各 25g，地骨皮、莲肉、人参各 15g，天冬 120g，琥珀 10g。

制备及用法：人参另炖取浓汁；琥珀研细末；余药水煎 2 遍，去渣，合并药汁，文火浓缩，加入人参汁、琥珀末及适量蜂蜜收膏。每次两茶匙，每日 2 次，空腹时白汤化服。

功效：养血益气，健脾化痰，育阴退热。

主治：五劳七伤，诸虚百损，饮食少思，体倦少气，头晕目眩，夜寐不宁，咳逆上气，午后低热，大便不实。

（三）人参固本膏

处方：人参 40g，生地黄、熟地黄、天门冬、麦门冬各 160g。

制备及用法：人参另炖取浓汁；余药水煎 3 遍，去渣，合并药液，文火浓缩，加人参汁及适量蜂蜜收膏。每次 9～12g，每日 2 次，空腹，开水冲服。

功效：补气养血，生精固本，延年益寿。

主治：血虚精亏，须发早白，形面衰老；或脾虚烦热，金水不足；或肺气燥热，作渴作嗽；或小便短赤，涩滞如淋，大便燥结等阴虚有火之证。

（四）枸杞膏

处方：枸杞 1000～1500g。

制备及用法：枸杞用乳汁拌，蒸烂捣膏，加水煎，挤出浓汁，去渣加蜜，再熬成膏。瓷器收膏。每次 4～8 茶匙，早上用白开水调下。

功效：养血，益阴，明目。

主治：读书劳目力，年过四十，阴气半衰，两目昏花。

三、气血双补类膏方

（一）复脉膏

处方：人参、阿胶各 30g，甘草、生姜、桂枝各 50g，麦冬、麻仁、大枣各 90g，地黄 180g。

制备及用法：上药除阿胶外，水煎 3 次，过滤去渣，文火浓缩；阿胶加黄酒炖化后，与白糖一起加入上浓缩液中，最后加入炼蜜收膏。每次 15g，每日 2 次，开水冲服。

功效：益气养血，滋阴复脉。

主治：气虚血少，脉结代，心动悸，虚羸少气，舌光少苔，或舌质干而瘦者；亦治虚劳肺痿，干咳无痰，或咳痰不爽，痰中带有血丝，形瘦气短，虚烦不眠，自汗盗汗，咽干舌燥，大便难，脉虚数。

（二）八珍益母膏

处方：鲜益母草 200g，白芍、炒白术、茯苓、党参各 50g，熟地、当归、川芎各 100g，甘草 25g。

制备及用法：益母草洗净切段，煎煮 2 次，每次 3 小时，合并煎液，滤过，静置，取上清浓缩成稠膏。其余八味药加水煎煮 2 次，第 1 次煎煮 3 小时，第 2 次煎煮 2 小时，去渣过滤，合并滤液，文火浓缩滤液，与上述益母草稠膏混匀，加入红糖 400g 搅匀，加炼蜜收膏。每次 3～5g，每日 2 次，开水冲服。

功效：补虚益气，养血调经。

主治：妇女气血两亏，月经不调，超前错后，颜色不正，或婚后久不怀孕。

（三）两仪膏

处方：人参 250g，熟地 500g。

制备及用法：上药用水 4 升浸一宿，武火煮沸，文火煎取浓汁。再用水 1 升煎渣取汁，并熬稍浓，合并浓汁，以白蜜或冰糖收膏，入瓷罐贮存。每次 15～30g，每日 1～2 次，开水冲服。

功效：补气养血、滋阴生津。

主治：积劳虚损，阴虚精不化气，以致气血两虚，身体消瘦，精神倦怠，惊悸健忘，耳鸣目眩，面色萎黄，肢软乏力，以及病后体弱。可用于多种贫血、低血压症、肺结核等多种慢性消耗性疾病。凡舌苔厚腻、胸闷气壅、痰盛湿重者，不宜使用本方。

（四）五益膏

处方：玉竹、黄芪（蜜炙）、白术（土炒）各 500g，熟地黄（酒洗）、枸杞子（酒洗）各 400g。

制备及用法：上药水煎 3 次，去渣取汁，合并浓缩，入蜜收膏。每次 5g，每日 2 次，开水冲服。

功效：补气养血，健脾润燥。

主治：气血两虚，津液不足，少气无力，四肢疲惫，食欲缺乏，头晕目眩，心悸失眠，大便干结。常用于治疗多种贫血、神经衰弱、习惯性便秘。由于本品药性平和，故常用于寻常人冬令进补，可增强体质，延缓衰老，达到益寿延年之目的。

（五）大补心膏

处方：炙黄芪、茯神、人参、炒酸枣仁、熟地黄各 200g，远志（去心，炒）、五味子、柏子仁各 100g。

制备及用法：人参另炖取浓汁；余药水煎 3 遍，去渣，合并药液，文火浓缩；入人参汁及蜜适量，收膏。每次 5～9g，每日 2 次，空腹，开水化服。

功效：益气养血，补心安神。

主治：思虑过度，神志不宁，失眠，心悸，自汗及大病之后虚烦不得眠、羸瘦困乏。可用于神经衰弱以及病后衰弱。若用本膏安眠，可于晚上睡前服用。

第三节　常用中医药酒方

一、常用内科药酒方

（一）葱须豉黄黄酒方

感冒大多数是由于风邪侵袭机体引起的，主要临床表现有咽干、鼻涕、头痛、发热、恶寒、食欲减退、肌肉酸痛等。根据临床表现，感冒可以分为风寒、风热、夹暑、夹湿、夹燥、夹食等不同证型。本酒方以治风寒感冒最为显著，且所用药材较易获取。

配方：葱须 30g，淡豆豉 15g，黄酒 50g。

制法：将锅洗净，晾干，倒入一碗冷水，放入豆豉；水开后煮 10 分钟，把洗净的葱须加入锅中；再煮 10 分钟，关火后立即放入黄酒，盖上锅盖。微凉即可食用。

注意事项：趁热一次服用，不要二次回锅。服用后注意保暖，避风寒，畅情志。

（二）屠苏防疫药酒方

疫病是一种具有一定季节性、传染性和流行性的疾病。《素问·刺法论》最早记载："五疫之至，皆相染易，无问大小，病状相似。"毒可随疫而出，也可因邪气侵体后产生。随疫而出的称为"疫毒"。临床特点为起病急、流行广、易变异等，以侵袭呼吸道、消化道、神经系统较为多见。中毒症状为发热、咳嗽、腹泻、头痛等。古代医家很注重疫毒的预防。屠苏防疫酒，功在祛风散寒、温中健脾、防疫传变。

配法：麻黄、川椒、细辛、防风、苍术、干姜、肉桂、桔梗各 12g。

制法：将上药制成粗末，装入绢袋，浸入斤半佳酿，容器密闭，7 日后饮用。

注意事项：容器要洗净、晾干、密闭，适量饮用。

（三）桃仁朱砂酒方

本酒方针对人在平静状态下感觉心跳加速，惴惴不安，不能自止，时而伴随头晕、胸闷、烦躁等症状，主要原因是心阳不足，心阴失亏，心神不安，瘀血阻络，痰饮内停等引起。现代医学解释原因为心肌缺血，周身脏器供血不足。中国传统医学常用补血益气、调理阴阳、温化痰饮、活血化瘀、安神镇静等法治疗。本酒方适合症轻，且心脏血管尚未阻塞（应让专业医生明确诊断）的患者。如已形成器质性病变，一定要在心内科或相关科室就诊，避免耽误病情。

配方：桃仁（用水烫一下去掉外衣，晾干后麸炒微黄，细碎）100g，朱砂（细研）10g，白酒300mL。

制法：按照上述方法将桃仁备好，凉后用白酒浸于准备好的容器中，煮沸后去渣冷却，再放入朱砂细末，搅动令匀，即可饮用。

用法：每次温饮1~2小酒杯，尤其在筋脉挛急疼痛、面色不华、血滞胸痹、心悸怔忡时候，效果最佳。

注意事项：不要食用羊血、羊肉、羊杂碎，孕妇禁用。

（四）茯苓养荣酒

虚劳是因禀赋不足，后天失养，内伤七情，劳逸过度及诸病失治，病久迁延等原因所致的一类慢性虚衰性病证的总称。其主要病理为脏腑元气亏损，精血不足。临床表现多种多样，但以病势缠绵，诸虚不足为特点。酒既可通血脉、厚肠胃、养脾气、助肾兴阳而扶肝、除风散湿而祛寒；又可行药势，使酒中诸药借酒以行之。治疗虚劳的药酒可治疗气虚、阳虚之劳损，以治疗偏于阳气虚损的药酒为多。

配方：白茯苓、甘菊花、石菖蒲、天门冬、白术、生黄精、生地黄各50g，人参、肉桂、牛膝各30g，醇酒1500mL。

制法：将上药共捣细，用白布包贮，置于净器中，注酒浸之，春夏5日，秋冬7日，去渣备用。

主治：万法归因，虚劳不是最终的临床诊断，在明确原发病并诊治后，可借助本酒方进行辅助治疗，尤其对于体质衰弱、身倦乏力、形容憔悴者效果佳。

用法：每次空心温饮 1~2 小酒杯，每日早、晚各 1 次。

二、常用外科养生药酒方

（一）痈疽、疮疡、发背类药酒方

痈为气血被毒邪所阻滞，壅遏不通而发生的化脓性疾病。疽，初起在皮肤上即有粟粒脓点，继则出现灼热、肿胀、疼痛，易向深部及周围扩散，脓头亦相继增多，溃后状如蜂窝。疮疡初起如瘭浆，渐渐溃烂，如汤火灼伤，汁流浸淫，是一种急性皮肤病。临床应选用清热解毒、疏风消肿、益胃生津等药酒，并做到辨证施治。

1. **车螯酒方**

配方：车螯（紫色光厚者，以黄泥固济，煅赤候冷，为末）三钱匕，腻粉一钱匕，甘草末二钱匕，栝楼实一枚。

制法：上四味，先将前三味和匀，次将栝楼实用酒二盏，煎至一盏，去滓。

注意事项：用煎过栝楼实的酒，调前药三钱匕，服下。

注：一钱匕约为6g。

2. **一醉膏酒方**

配方：大甘草（为粗末）半两，没药（研）一分，瓜蒌（大者去皮）一个。

制法：上药用无灰酒三升，熬至一升。

注意事项：放温顿服之。如一服不尽，分三两服，连服尽。当先用托里药，使毒气皆出，凡初觉发背痈疽等，即多服，用大黄、甘草等药，极疏转以行结毒，次用此药。治发背痈疽，一切恶疮。

3. 金银花酒方

配方：金银花 50g，甘草 10g。

制法：将上药用水 2 碗，煎取半碗，再入酒半碗，略煎分 3 份。

主治：本酒方对于疮肿，肺痈，肠痈疗效均可。

用法：早、午、晚各服 1 份，重者每天 2 剂。

4. 如意酒方

配方：如意草（新鲜肥大者）50g，酒 70mL。

制法：将如意草捣烂，滚酒冲入，少顷挤汁。

用法：取汁温服，渣敷肿处，用纱布盖。

注：如意草为牛蒡草。

（二）外伤类药酒方

跌打损伤指跌伤、打伤、摔伤、金刃伤、竹木伤等外伤病和烧伤、冻伤、毒虫咬（螫）伤、毒蛇咬伤、狂犬病等损伤性疾病的范畴。选择药酒，应注重辨证论治，建议在专科医生诊治的前提下，辅以酒方。

1. 强筋健骨方

配方：参三七、红花、生地黄、川芎、当归身、乌药、落得打、乳香、五加皮、防风、川牛膝、干姜、牡丹皮、肉桂、延胡索、姜黄、海桐皮各 15g，好酒 2500mL。

制法：将上药适当粉碎，盛绢袋，浸于酒中，容器封固，隔水加热，煮 1.5 小时，取出放凉，再浸泡数日即可饮用。

注意事项：尽量用高度白酒。

2. 治跌打酒方

配方：铁一斤。

制法：上药以酒三升，煮取一升，或烧赤投酒中。

主治：治被打仆，瘀血在骨节及胁下不去者。

用法：以不醉为度。

3. 见肿消酒方

配方：见肿消二两，白酒一斤。

制法：浸泡 5~7 天饮服。

主治：跌打损伤，内有瘀血，外有出血者，以及风湿腰腿痛者。

用法：每次服 10mL，每日 3 次。

4. 闪挫止痛酒方

配方：当归 6g，川芎 3g，红花 1.8g，茜草、威灵仙各 1.5g，白酒适量。

制法：将上药加适量白酒煎服。

主治：闪挫伤，包括皮下组织、肌肉、肌腱、筋膜、关节囊、韧带、软骨等组织受伤后，发生肿胀、疼痛、功能活动障碍等。

用法：用量以不醉为度，其渣外用敷伤处。

注意事项：有明显出血者，不宜使用此酒。

5. 生地酒方

配方：生地黄汁 500mL，酒 500mL，桃仁（去皮尖，另研膏）30g。

制法：先将地黄汁并酒煎令沸，下桃仁膏再煎数沸，去渣，收贮备用。

主治：倒仆跌损筋脉。

用法：每日温服 1 杯，不拘时候。

注意事项：孕妇忌服。

（三）瘿瘤药酒方

瘿瘤是指人体颈部囊肿或肿块。证见色红而高突，有如"缨络"状，故名。多因郁怒忧思过度，肝失条达，脾失健运，导致气滞、痰凝、血瘀结于颈部而成，生活在山区的与水土有关。根据发病情况的不同，可分为气瘿、血瘿、肉瘿、筋瘿、石瘿等。气瘿相当于单纯性甲状腺肿，血瘿相当于血管瘤，肉瘿相当于甲状腺腺瘤或甲状腺囊肿、浅表静脉瘤、静脉曲张等，石瘿相当于甲状腺癌等。治宜疏肝理气，解郁化瘀，活血软坚和外治等法。

1. 黄药子酒方

配方：黄药子 500g，白酒 10L。

制法：将黄药子洗净切片，装入绢袋，入酒中，容器封固，冷浸 7 天后即成。

主治：痰热互结所致的瘿病。

用法：早、晚各 1 次，每次 1~2 小盅，应控制饮用量。

注意事项：脾胃虚寒及肝功不正常者，不宜饮用此酒。

2. 海藻酒方之一

配方：海藻、昆布各 500g，好酒 5000mL。

制法：将上药切碎，用酒浸 7 天即成。

主治：瘿瘤；也有预防单纯性甲状腺肿的作用。

用法：适量饮用。

3. 海藻酒方之二

配方：海藻 500g，白酒 2000mL。

制法：将海藻入绢袋盛之，浸入酒中，春夏 2 天，秋冬 3 天即可。

主治：瘿瘤，颈前中部肿大，质软不痛，或觉颈部发胀，胸闷等症。

用法：每次 1 小盅，每日 3 次。酒饮完后，可再浸 2000mL 白酒，最后还可将其渣曝晒为末服用。

（四）瘰疬药酒方

瘰疬是发生于颈部的一种慢性感染性疾患。因其结核累累若贯珠之状，故名瘰疬，俗称"疬子颈"或"老鼠疮"。起病多缓，初起结核如豆，皮色不变，不痛。以后逐渐增大串连，成脓时皮肤转为暗红，溃后脓水清稀，每夹有败絮样物质，往往此愈彼溃，形成窦道。本病的治疗，初期宜疏肝养血、健脾化痰，中期则辅以托毒透脓，后期应滋肺。此病相当于西医学的颈淋巴结结核。

1. 蜘蛛浸酒方

配方：大肚蜘蛛不拘多少。

制法：上药用好酒浸了研烂，同酒去滓。

用法：临卧温服。

2. 瘰疬酒药方

配方：鹤虱草半斤，忍冬藤六两，野蓬蒿四两，野菊花四两，五爪龙三两，马鞭草一两五钱。

制法：上药切碎，用老酒十五斤，将药袋贮悬于酒内，封好罐口，煮三炷香为度，取起水顿浸一伏时。

用法：初服尽醉，出汗为效，已后随便饮之，尽酒一料，病愈不发。

（五）疝气药酒方

疝气是因肠管不收，坠入阴囊所致。以阴囊偏坠有大小，时上时下为主要表现。立则疼痛肿胀，卧则消肿如常。多因劳累、号啕大哭、愤怒、咳嗽加剧。中医学认为，疝的发病多与肝经有关。大凡肝郁气滞，或寒滞肝脉，皆可致疝。亦有先天脏气薄弱，不能收摄而致疝者。治疗当分别不同原因，辨证施治。

1. 茴香小雀酒方

配方：茴香三钱，胡椒一钱，缩砂仁、辣桂各二钱。

制法：上为末，以生雀燎毛去肠，拭净洗，用三个入药于其腹中，麻绳系定，湿纸数重，裹煨香熟。

主治：治肾冷疝气，偏坠急痛。

用法：空心嚼食，温酒送服。

2. 橘核药酒方

配方：橘核、荔枝核、川楝子（盐炒）各9g，小茴香、牡蛎粉各15g，葫芦巴9g，肉桂6g，青皮9g，高粱酒500mL。

制法：将上药粉碎，装入瓶内，用酒浸泡3~4个月，过滤去渣即成。

主治：肝肾阴寒，疝气偏坠，阴囊肿大，起消无常。痛引脐腹，因劳累或受冷即发等症。

用法：每日2次，每次适量而饮。

注意事项：小儿禁用。

三、常用妇科养生酒方

（一）雪莲红花酒方

经行腹痛，多数是月经前后或经期出现，以下腹及腰部胀痛、绞痛为主，好发人群以未婚未孕青春期少女为主。中医学认为，导致本病的发生可能有气滞、血瘀、寒凝、气虚等原因。经前下腹痛，痛连及胁肋，或兼见乳胀者，多因气滞；经前或月经刚来时，少腹刺痛拒按，经色紫暗，或有瘀块，多因血瘀所致；下腹冷痛，敷热帖后疼痛减轻，且经行不畅，色暗滞者，多因寒凝所致；行经过后腹部及腰部隐痛，喜按，月经量少，色淡而稀薄，多因气虚所致。治疗主要以行气、活血、温经、益气为主。

配方：藏红花 5g，雪莲 2 株，当归 10g，枸杞 20g，大枣 20g，吴茱萸 10g，小茴香 6g，砂仁 6g，醇酒 1500mL。

制法：将大枣去核，与其他药一起清洗晾干，放入洗净的容器中，也可以绢布袋子盛之，完全浸入酒中后密封于容器内，置于阴凉处，隔 1 天振 1 次，2 周后开盖饮用，1~2 小酒杯为宜。

主治：本酒方是验方，对于气滞血瘀、寒凝气虚者效果佳。

注意事项：不要同羊肉、海鲜之品同服。

（二）牛膝参归酒方

闭经中医习惯称为"经闭"。凡年过 18 岁仍未行经者，称为"原发性闭经"；在月经初潮之后至正常绝经之前的任何时间内（妊娠及哺乳期除外）出现月经闭止，并超过 3 个月者，称为继发性闭经。中医学将以上情况也称为"不月"。对妇女身无他病而月经又不按月来潮者，如两个月来 1 次月经者，称"并月"；3 个月来 1 次者，称"居经"或"季经"；1 年才来 1 次者，称"避年"；甚者有终身不行经，或每月届期仅有腰酸感觉而能受孕者，称为"暗经"。以上均不属正闭经。

配方：牛膝 30g，党参、当归、香附各 15g，红花、肉桂各 9g，白酒 500mL。

制法：将上药切碎，浸入酒中，容器密封 7 天即成。

用法：早、晚各服 1 次，早 5～10mL，晚 10～20mL，服至月经来潮为止。如果身体强壮能够耐受，可适度增饮 20～30mL，有利于缩短疗程。

注意事项：先天性生殖器质性疾病，如无子宫、无卵巢、阴道闭锁等用此酒难以奏效。孕妇及心脏病、支气管哮喘、白带过多者，不宜服用此酒。

（三）芍药黄芪酒方

经量超过正常，或经来日子延长，超过 7 天以上而经血过多，但仍不失 1 月 1 次的周期性，概称"月经过多"。本症主要是因血热、冲任受损或气虚不摄血等所致。经血深红，质稠浓或有秽臭者，多因血热；月经绵延不断，经色暗淡而质稍薄者，为冲任受损所致；经色淡，量多而伴有气弱懒言、面色淡白者，为气虚所致。芍药黄芪酒可用于气虚、冲任受损引起的月经过多；地榆酒可用于血热所致的月经过多。

配方：白芍药、黄芪、生地黄各 100g，艾叶（炒）30g，酒 1000mL。

制法：将上药粗捣碎，豆大，以夏白布袋盛，酒浸于净器中，封口，经宿可用。

主治：妇女月经过多，兼赤白带下。

用法：每食前随量温饮。

（四）鸡粪酒方

产后中风是指产后感受外邪而引起的病证。因产后气血骤虚，腠理不密，外邪乘虚侵入机体所致。轻则表现为恶风怕冷，头身微痛，困乏汗出，时有发热，四肢倦怠无力；重则风邪搏于筋骨，可出现筋脉挛急，四肢抽搐，牙关紧闭，角弓反张等证。本病治疗主要以养血祛风、滋阴柔肝息风为主。

配方：鸡粪（熬令黄）一升，乌豆（熬令声绝勿焦）一升。

制法：取清酒三升半，先以清酒淋鸡粪，次淋豆取汁。

主治：主产后中风及百病，并男子中一切风。

用法：一服一升，温服取汗。病重者凡四五日服之。

（五）月经过少药酒方

月经过少，又称"月经涩少""经行不爽"。是指行经时出血点滴，量少而不畅，一二天即净的病证。主要病因为血虚、血寒、血瘀、气滞及痰湿，但以虚寒气滞者多见。更年期妇女出现本症时可能为闭经的先兆。每次经量极少，点滴即无，长期不愈，应考虑生殖系结核之可能。总之本病的特点是经量少于正常，或排血时间短。治疗时还应考虑患者的体质因素，使用攻逐药物尤应慎重，不可随意用之。以下介绍两首治疗本病的药酒，供选用。

1. 红花山楂酒

配方：红花 15g，山楂 30g，白酒 250mL。

制法：将上药入酒中浸泡 1 周。

主治：经来量少，紫黑有块，少腹胀痛，拒按，血块排出后疼痛减轻，舌边可见紫暗瘀点，脉沉涩。

用法：每次饮 15~30mL，每日 2 次。视酒量大小，不醉为度。

2. 月季花酒

配方：月季花 12 朵，黄酒适量。

制法：将月季花烧灰存性，黄酒送服。

主治：经来量少，紫黑有块，少腹胀痛、拒按，血块排出后疼痛减轻，舌边可见紫黯瘀点，脉沉涩。

用法：每次饮用 30～50mL，温酒服。

四、常用补益类养生酒方

（一）补气药酒方

补气药酒是为肺、脾气虚病证而设。人体五脏六腑之气为肺所主，来自中焦脾胃水谷的精气由上焦宣发，输布全身，所以气虚多责之于肺、脾二脏。气虚主要表现为倦怠乏力，声低懒言，呼吸少气，面色淡白，自汗怕风，大便滑泄，脉虚或虚大无力。

1. 益气调中耐饥强志酒方

配方：葡萄适量。

制法：以葡萄酿酒，取藤汁酿酒亦佳。或以狗肉汁酿酒大补。

主治：益气调中，耐饥强志。

用法：服之却却，莫要贪杯。

2. 人参酒方 1

配方：人参 30g，白酒 500mL。

制法：将人参入白酒内，浸泡 7 日后服用。

主治：面色萎黄，神疲乏力，气短懒言，音低等症。

用法：每次 20mL，每日 2 次。

3. 人参酒方 2

配方：人参 500g，米 500g，酒曲适量。

制法：人参压末，米煮半熟沥干，酒曲压细末，合一处拌匀，入坛内密封，周围用棉花或稻草保温，令其发酵，10日后启封，即可饮用。

主治：同人参酒方1。有补中益气，通治诸虚之效。

用法：每次20mL，每日2次。

（二）补阴药酒方

延年益寿类药酒是为正气虚而设，凡身体健康，脏腑功能活动正常，则不宜服用延年益寿类药酒。否则会导致阴阳失调，扰乱脏腑的正常活动。

1. 丹参酒方

配方：丹参五斤，清酒五斗。

制法：丹参洗净，晒去水气，寸切，以绢袋盛，纳于酒中，浸三日。

主治：通九窍，安五脏，令人不病。

用法：量力饮之。

2. 神仙枸杞子酒方

配方：枸杞子（干者碎捣）五升，生地黄（切）三升，大麻子（捣碎）五升。

制法：上先蒸麻子令熟，摊去热气，入地黄、枸杞子相和得研、纳生绢袋中，以无灰清酒五斗浸之，密封，春夏七日，秋冬二七日，取服。

主治：疗虚羸黄瘦，不能食。服不过两剂，必得肥充。

用法：多少任性，常令体中微有酒力醺醺为妙。

3. 木香开胃健脾酒方

配方：木香9g，丁香、檀香各6g，茜草60g，砂仁15g，红曲 30g，白酒 500mL。

制法：将上药共研为细末，炼蜜为丸。每丸泡酒 500mL。

主治：开胃健脾，快膈宽胸，顺气消食。

用法：每次将 1 丸泡入 500mL 白酒中，适量饮用。

说明：阴虚火旺者不宜用。

第四节　养生康复功法

养生康复功法主要有动功养生康复功法、静功养生康复功法及一些辅助功法，其练习要领及常见练功反应见第四章第十二节。

一、动功

动功有天人合一、佛光贯顶、五气朝元、六方和合共四节，最后的收功是保健功。该功法无论辟谷时或者是平时都可练习，并且可以将其中任何一节单独练习，也可以打乱顺序练习，并且练功时间可长可短，姿势可取站式，也可以取平坐式。练习该功法一般采用自然呼吸，若练习中出现腹式深呼吸或逆腹式呼吸时，不必强行纠正，顺其自然。做其中任何一节都要求动作轻柔、圆顺，重意念运用而不必硬性追求动作的硬性准确。总之练习时以舒适自然，功后全身轻松舒服为宜。

（一）天人合一

为便于练习，动作均取站立式为例讲述。

1. 姿势及动作

两脚与肩等宽，鼻尖对肚脐，头正身直，脚尖稍内扣，两膝微屈，两手自然下垂，两眼轻闭，全身放松。

本节功法无其他任何动作，若练功中出现轻微晃动应顺其自然，但若晃动太大，可稍用意念控制一下，使其复归于微动或不动。

2. 呼吸方式

自然呼吸，或顺腹式呼吸。若练功中出现其他呼吸方式（如逆腹式呼吸），可顺其自然。呼吸要深、匀、细、长，尽量自然。

3. 练功时意念

意念——全身穴位和汗毛孔全部打开。意念配合呼吸：吸气时，意念——宇宙自然之清气、精微之气进入自己全身；呼气时，意念——自己全身所有浊气、邪气排向遥远的天边。仔细地体会，随着呼吸全身的穴位和汗毛孔内外交换能量时精微之气流动感以及自己身体出现的高大感、膨胀感、温热感等。

4. 练习时间

与其他功法一起习练时，每节功法可做 5 分钟左右。若单独修炼本功法可练习 30 分钟以上。

5. 功理

松静、自然是练功的基本原则。松则通，"通则不痛"，疾病自去。静极生动，身体轻轻内动和外动，自然疏通经络，再加上特殊意念的运用驱散自身浊气、邪气，同时大量摄取天地精华之气。"气足不思食"，自然而然地使习练者打开另一个营养通道，进入辟谷状态。有些人自然出现的深呼吸方式，有效地对内脏进行了内部按摩，更使练习者气血通畅。练习此节功法还能诱发自身体感功能以及控制自身能量场的功能。本节功法亦可取坐式或卧式。

（二）佛光贯顶

1. 姿势及动作

取站立式或坐。站立时要求同上节。然后两手轻轻上抬至胸前，打合十手印。手印不可过高或过低，约等齐于膻中穴即可。

2. 呼吸方式

自然呼吸，或顺腹式呼吸。若练功中出现其他方式呼吸（如逆腹式呼吸），可顺其自然。呼吸要深、匀、细、长，尽量自然。

3. 意念

意念黄、白、紫（黑）、青、红五色光芒从天而降，从顶心（百会处）自上而下贯入全身。同时意念黄光照亮了脾胃，白光照亮了肺和大肠，紫光照亮了肾和膀胱，青色光芒照亮了肝胆，红色光芒照亮了心和小肠。随着光芒的照射自己整个身体变得越来越温暖，身体逐渐变得透明起来。继续意念光芒逐渐加强，仿佛内视到了自身的五脏六腑、骨骼肌肉、血管神经以及全身所有的组织结构。若身体某个脏腑或部位有问题，可加强意念强光照射之，同时体会该部位的浊气外流感。

4. 练功时间

若与其他功法习练时，本功练习 5 分钟左右。若单独习练本功可练 30 分钟或更长时间。

5. 功理

《素问病机气宜保命集·原道论第一》曰："神者生之制也……修真之士，法于阴阳，和于术数，持满御神，专气抱一，以神为车，以气为马，神气相合，可以长生。"即神御形是生命的主宰，且神气相合不可分割，神行气行，神住气住。在本节功中即以神来调节意识思维活动，协调脏腑功能，使习者有病祛病，无病健身。功中意念五色神光分别可调节五脏六腑功能，使之气血畅通，清阳升浊阴降。

（三）五气朝元

1. 姿势及动作

同前式，唯两手将合十手印变为观音微妙心印（呈莲花状）。同时念诵秘咒。念诵"嗡（wēng）"的时候，要去体会脾胃区的感觉。念诵"嘛（ma）"的时候，要去体会肝胆部的感觉。在念诵"呢（ne）"的时候，要去体会心脏区的微妙感觉。在念诵"叭（bā）"的时候，要去体会肺区的感觉。在念诵"咪（mī）"的时候，要仔细体会肾区的震动感。在念诵"吽（hōng）"的时候，去体会一下喉部和全身的震动感。

练习时可以一边念诵一边体会；也可以借导引带上的声波去体会，而自己不出声念诵；也可以单独念诵某个秘咒，如患胆囊炎，或肝胆管结石、胆结石，就可以单独念诵"嘛"字音，同时体会肝胆区的震动感、温热感等，当然同时有意念的正确运用。

2. 呼吸方式

自然呼吸，或顺腹式呼吸。若功中自然出现其他方式呼吸（如逆腹式呼吸）也可顺其自然。呼吸要深、匀、细、长，尽量自然。

3. 意念运用

练习本节功法的意念是运用五色光芒照射五脏六腑，具体如下：

（1）念诵"嗡（wēng）"字音时，一方面体会脾胃部的震动感，另一方面内视自己脾胃部逐渐充满的黄色光团，光团随着震动在加强，同时脾胃区的浊气被强大的声波震散，被黄色的光芒驱走。此时整个脾胃区充满了温暖和舒适无比的感觉。脾胃功能差或有疾病时多念诵"嗡"字音，并多体会。

（2）念诵"嘛（ma）"字音时，一方面体会肝胆部的震动感，另一方面内视自己肝胆区逐渐充满的青色光团，光团随着震动在加强，同时肝胆区的浊气被强大的声波震散，被青色的光芒驱走。此时整个肝胆区会感到非常的舒适和温暖。

（3）在念诵"呢（ne）"字音时，一边体会一边内视自己心脏在有力、非常有节奏的跳动着，同时红色的光团驱走了心脏区的浊气。心与小肠相表里，做本节功时亦可同时内视一下小肠。

（4）在念诵"叭（bā）"字音时，一边体会一边内视自己的肺部及大肠被银白色的光团照射，肺区、大肠区充满了银白色的光团，这种强烈的白光驱走了肺和大肠区的浊气。

（5）在念诵"咪（mī）"字音时，一方面体会两肾区的发热、震动感，另一方面内视北方之紫色（或黑色）清气充满了自己的两肾区，驱走了腰间和两肾区及膀胱区的浊气。

（6）在念诵"吽（hōng）"字音时，要仔细体会喉部和全身的震动感，以及五色光芒（黄白青红紫）照耀全身五脏六腑时的内景。

4. 练功时间

若与其他功法习练时，本功练习 5 分钟左右。若单独习练本功可练 30 分钟或更长时间。

5. 功理

特定的音频同步共振对应的脏腑，因为人体每个器官都有其固有频率。利用特殊震动达到浊阴下降（重），清阳上升（轻），气血运行通畅，从而调节五脏六腑功能。五色光芒分别代表了五方精微之气，运用意念补充各脏腑的能量，达到祛邪扶正的目的。

（四）六方和合

1. 姿势及动作

同前式，唯两手分开，手心相对，在上、中、下三丹田处开阖。开阖时速度不要太快，动作要轻柔、圆顺。

2. 呼吸方式

自然呼吸或顺腹式呼吸。若练功中出现其他方式呼吸（如逆腹式呼吸），可顺其自然。呼吸要深、匀、细、长，尽量自然。

3. 意念运用

意念身处百花园中，整个身体被百花包围，一阵阵百花之香扑面而来，沁入心脾。当做开阖之时六方之气、宇宙能量不断涌入身中。当做上丹田开阖时要体会头部的空松感，做中丹田开阖时要体会胸部的舒适空松感，做下丹田开阖时要体会下丹田的充实温暖和小腹部气动感。

4. 练功时间

若与其他功法习练时，本功练习 5 分钟左右。若单独习练本功可练 30 分钟或更长时间。

5. 功理

采宇宙自然之能补充自身生物场，主要是运用了特殊的意念和特定的动作。借助两手开阖使自身与外界产生能量交换，使宇宙之能量贮存于丹田中，同时还锻炼了内气外放、外气内收之功能。

（五）收功

收功是由若干个小功法组合而成，对习练者来说至关重要。

1. 收功姿势

姿势还原成自然站立式。意念——全身气血回到下丹田。两手相叠放在小腹部，加一个意念收功。收功后会全身轻松有力，大脑十分清醒。

2. 收功保健功

（1）搓两手。

（2）干洗脸。

（3）干梳头。

（4）摩耳朵。

（5）鸣天鼓。

（6）叩齿。

（7）拍打头部。

（8）拍打全身。拍打全身按照以下顺序进行：①大椎与背俞穴：前后环绕拍打。大椎穴用两手大鱼际敲打，背俞穴用手背拍打。②膻中与夹脊穴：前后对打。膻中穴用手掌拍打，夹脊穴用手背拍打。③气海与命门：前后对打。气海穴用手掌拍打，命门穴用手背拍打。④肩井穴与背俞穴：前后环绕拍打。肩井穴用两手大鱼际拍打，背俞穴用手背拍打。⑤双曲池穴：双手环绕交替用两手小鱼际敲打曲池穴。⑥两肾区：双手掌同时轻拍双肾俞穴。⑦拍打双手臂：两手掌交替拍打手臂。手臂外侧从下向上拍打，内侧从上向下拍打，循手三阴、手三阳经络循行方向拍打。⑧拍打双腿：两手掌同时拍打双腿。双腿外侧从上向下拍打，内侧从下向上拍打，循足三阴、足三阳经络循行方向拍打。

（9）收功结束。若想重复锻炼也可练至第四节不收功，再从第一节练起，最后收功即可。做功时无论何时出现唾液均要分口咽至下丹田，收功时更应如此。以下所有功法收功均按照此收功顺序及要求进行。

3. 收功穴位

本功收功拍打十分重要，拍打时如使用手掌掌面，要使用空心掌拍打，以减少受力面积，使拍打有力舒适。顺经络循行方向拍打为补法，拍打顺序均按照身体经络循行方向进行。拍打两肾区时应轻拍，轻拍为补，重拍为泻。收功拍打的夹脊穴指养生功法练习的夹脊穴，并非《经络腧穴学》教材中所指的华佗夹脊穴。

干洗脸：双手并拢，从中间向上，然后分开向下做洗脸动作。

干梳头：五指分开，两小指并拢，从前向后做梳头动作。

大椎穴：位于第七颈椎棘突下凹陷中。有腰背筋膜、棘上韧带及棘间韧带；有第 1 肋间后动、静脉背侧支及棘突间静脉丛；布有第八颈神经后支。临床多用于治疗热病，疟疾，咳嗽，喘逆，骨蒸潮热，项强，肩背痛，腰脊强，角弓反张，小儿惊风，癫狂痫证，五劳虚损，七伤乏力，中暑，霍乱，呕吐，黄疸，风疹。为手足三阳及督脉之会，因此功后拍打可起到振奋一身之阳、强健身体的作用。

背俞穴：是五脏六腑之气输注于背部的腧穴，属足太阳膀胱经的经穴。背俞穴全部分布于背部足太阳经第一侧线上，即后正中线（督脉）旁开1.5寸处。背俞穴与相应脏腑位置的高低基本一致，背俞穴是人体的重要穴位，除治疗相应脏腑疾病外，还可治疗与该脏腑相关联的五官病、肢体病。功后拍打背俞穴有调节相应脏腑功能的作用。

膻中穴：位于任脉上，在胸部前正中线上，平第4肋间，两乳头连线之中点，是足太阴、足少阴、手太阳、手少阳、任脉之交会。膻中穴的主治胸部疼痛、腹部疼痛、心悸等。胸中为人体宗气之所聚，膻中位于胸部正中，功后拍打膻中有开胸理气、防治练功时的憋闷、振奋人体宗气的作用。

气海穴：位于任脉，在下腹部前正中线上，当脐中下1.5寸。在腹白线上，深部为小肠；有腹壁浅动脉、静脉分支，腹壁下动、静脉分支；布有第十一肋间神经前皮支的内侧支。主治虚脱、形体羸瘦、脏气衰惫、乏力等气虚病证；水谷不化、绕脐疼痛、腹泻、痢疾、便秘等肠道病证；小便不利、遗尿、遗精、阳痿、疝气等泌尿、男科疾病；月经不调、痛经、闭经、崩漏、带下、阴挺、恶露不尽、胞衣不下等妇科疾病。

命门穴：位于督脉上，第二、三腰椎棘突间。主治虚损腰痛、遗尿、泄泻、遗精、阳痿、早泄、赤白带下、月经不调、胎屡堕、汗不出等，现代常用于治疗性功能障碍、前列腺炎、月经不调、慢性肠炎、腰部疾患等。功后拍打可起到补足人体元气、固肾壮阳、强壮的作用。

肩井穴：是足少阳胆经腧穴，为足少阳与阳维脉之交会穴。

在肩上，前直乳中，当大椎穴与肩峰端连线的中点上。主治项强、肩背痛、手臂不举、中风偏瘫、滞产、产后血晕、乳痈、瘰疬、高血压、功能性子宫出血等。经常拍打可起到疏导肩部气机，防止颈、肩部疾病的作用，另外肩井穴也是养生功法练习中的重要穴位，经常拍打，有助于该穴位的疏通。

曲池穴：为手阳明大肠经之合穴。取本穴时，屈肘成直角，当肘横纹尽头处既是。具有清热解表，散风止痒，消肿止痛，调和气血，疏经通络的功效。临床多用于治疗手臂痹痛、上肢不遂、热病、高血压、癫狂、腹痛、吐泻、咽喉肿痛、齿痛、目赤肿痛、瘾疹、湿疹、瘰疬等疾病。经常拍打此穴位有助于改善不良情绪，清泻心火，解表泄热，降低血压等作用。

二、静功

静功练习可以采用坐式、卧式、站式，以坐式为最佳。做功时间以半小时以上为宜，可选择清晨或夜半练功。历代养生家对坐功都极重视，并作为进入气功高级功的修炼方法。

坐功姿势有许多种，现介绍常见的两种坐法。

（一）常坐式

坐在硬方凳或椅子上（若嫌太硬亦可加一软垫），坐在其前1/3处，两腿分开与肩同宽，两膝关节成90°。然后松腰松胯，头正身直，两眼轻闭，鼻尖对肚脐。自然呼吸，意想自己小腹处有放射光芒的莲花在照亮自己的全身，包括五脏六腑、四肢百骸，耳内听自己心脏跳动的声音，血液在血管中流动的声音，仔细内视，内听。功中会出现身体温热，局部麻、胀、凉、跳动等，均为正常反应。

（二）盘坐式

盘坐式共分三种，即散盘式、单盘式、双盘式。佛、道、儒等各家功法均用此式。现分述如下：

1. 散盘式（自然盘）

两腿交叉呈人字形自然盘坐，又称为人盘。

2. 单盘式（地盘）

将左（或右）足背搭于右（或左）大腿之上。

3. 双盘式（天盘）

将两足背均搭于左右侧大腿之上。

初学功者可选择散盘或单盘而不必追求双盘。等练些时日后再逐渐练习双盘。

盘坐时可用常坐式功法的心法练功。做功时间以半小时以上为宜，可选择清晨或夜半练功。可以借助音乐帮助入静，可以放开思想，意念自己身处在山清水秀、风景秀丽的地方，轻松愉快，无拘无束，潇洒飘逸，飘飘欲仙，静下心来，慢慢体会这种天、地、自然和音乐融为一体的感觉。仿佛忘却了时间和自己……

练习本功不限时间，若进入功态，几小时也不想收功。功后要认真按康复功法收功。

三、辅助功法

辅助功法主要包括自发动功、行禅功、卧功、洗髓功等。

（一）自发动功

自然站立，两脚与肩等宽，两手臂自然下垂，头正身直，松腰松胯，两眼轻闭，全身放松。然后静下心来听导引词即可。

练功中如果出现身体自然晃动可顺势而动，将会起到疏通经络和祛除疾病的效果。但千万要注意，由于各人的身体情况和对养生功法科学的理解不同，有时会将正常反应当作偏差，所以学练本功法一定要在老师的指导下进行。

1. 导引词

两脚与肩等宽，头正身直，松腰松胯，两眼轻闭。头部放松……

你已经全身放松了，整个人进入了一种空空松松、混混沌沌的养生功法状态，整个身体慢慢变得温暖起来，随着我讲话的声音你就会感到有一股股的暖流从你的头部缓缓地流到你的脚下，你整个人开始慢慢变空、变松、变大。这时候从你的脚下慢慢地升起了一朵放射着光芒的莲花，把你的身体缓缓托起，向上托起。这莲花不停地放射着光芒，照亮了你的全身，照亮了你的头骨、颈椎骨、胸骨……照亮了你全身的骨骼，照射着你全身的肌肉，照亮了你的五脏六腑。你的身体变得越来越轻、越来越空、越来越温暖。这放射着光芒的莲花托着你的身体缓缓升起……升到蓝天之上。一朵朵的白云在你脚下飘动，在你腰间缠绕。你整个人仿佛化成了一朵白云，随着阵阵温暖的风吹来，你的身体化成的白云就在这蓝天之上自由自在地飘动。阵阵暖风带着阵阵檀香味抚摸着你的身体，它吹走了你全身的病气、浊气、疲劳之气，随着这阵阵暖风的吹拂，你正感觉到身体内的病气、浊气、疲劳之气不停地向外飘走、飘走，飘向那遥远的天边。

现在你的身体正处于极度松弛、温暖、舒适中，在这优美的音乐声中，我带着你化成这片白云，一起飘过高山、森林，飘过草原，飘向那大海边。你慢慢落下去，落到大海里。蓝蓝的海水包围了你，你仿佛变成了一条鱼，在这蓝蓝的海水中游动，海水不停地洗礼着你，冲刷着你，清洗着你的身体，冲走了你所有的病气、浊气。你感到身体越来越温暖、舒适，然后你缓缓地走向岸边。岸边是一片广阔的沙滩，沙滩是那样的银白、细腻。你赤着双脚，赤着双脚在这软软的沙滩上走着，自由自在地走着。松软的沙滩，舒适的感觉，愉快的心情使你完全体会到了天、地、人合一的滋味，体会到这种美妙的、自由自在的、无拘无束的、完全忘我的感觉，仿佛又回到了童年时代……

2. 收功

同前。

（二）行禅功

行、住、坐、卧皆可练功参禅，所谓"行亦能禅坐亦禅，圣可如斯凡不然"。练习行禅功的关键在于身心俱松、步态安详。

练习时可选在树林中、小河边等环境优美、空气清新之处。平视远方但不要详观远方有何景（眼不视而魂在肝），亦不要刻意听外界声音（耳不闻而精在肾）；然后口唇轻闭，舌抵上颚（舌不动而神在心），此时亦不要刻意分辨林中的气息（鼻不嗅而魄在肺），将意念似守非守的注意到小腹部（精水、神火、魂木、魄金皆聚于意土之中，谓之和合四象也）；接着双手自然摆动缓步行走，行走时可自然呼吸，也可以吸一口气走数步，再呼一口气走数步。练习中还要仔细体会周身汗毛孔或重要穴窍在与自然宇宙交换能量时的微妙感觉，例如气流流动感等。

行禅功锻炼时间可长可短，练习结束时可按前面讲述的收功方法收功。辟谷期间练功以感觉身体舒适轻松，无疲劳感为度。

行禅功可诱发体感功能，并有快速消除疲劳、恢复精力等功用。另外，锻炼日久还可以练出察知环境和某处气场好坏，是否有利于练功的功能。

（三）卧功

1. 五龙盘体功（侧卧式）

取左侧卧或右侧卧均可。卧时枕头高低要合适，一腿屈一腿微伸，呈龙盘之状；然后一只手放在气海处，另一只手可屈肱枕于头部，调整好姿势以后，可逐一从头向下放松身体，使人松软有度。此时可调整呼吸和意念，使自己呼吸深、匀、细、长，同时意念自身处于风光优美的自然风景区或森林中，然后意念打开全身所有汗毛孔或者是重要穴窍，与外面交换信息和能量，身体很快就会有膨胀感或者是飘浮感。

2. 仰卧式

仰卧于床上（若有机会也可以仰卧于柔软、干净不潮湿的草地上），尽量伸展四肢，放松身心；然后收心收神回下丹田（小腹处），按侧卧式功法练习即可。用仰卧式练功，可能身体出现的飘浮感更强。

（四）洗髓功

本功法站、卧均可练习，现取站式为例讲解。

两脚与肩等宽，头正身直，全身放松，自然呼吸，然后两眼轻闭，深呼吸几下以吐尽肺内浊气。

意想自身处于云雾缭绕、紫气升腾的紫竹林中，观音净瓶向下倾出银白色的净水，从头顶直淋下来，就像在淋浴器下一样从头一直冲洗到脚下，包括自己的五脏六腑以及全身所有的组织结构都在接受清洗。功中很快会出现气流动感，有的人会感到有凉或温热的气流从腿流到脚下，均为正常反应。《易筋经》云："谓人之生感于爱欲，一落有形，悉皆滓秽……五脏六腑、四肢百骸，必先一一洗涤净尽，纯见清虚，方可进修。"患有高血压、失眠健忘、头昏目赤、心烦意乱者可多练此功。

（五）仙人揉腹功

1. 姿势及动作

将手直接放在肚皮上，非常缓慢地旋转，先顺时针旋转三十六圈，再逆时针旋转三十六圈，再顺时针旋转三十六圈，一直循环中间不可间断。练至肚子咕噜咕噜叫，或睡意较浓时即可。

2. 呼吸方式

自然呼吸或顺腹式呼吸。若功中自然出现其他方式呼吸（如逆腹式呼吸）也可顺其自然。呼吸要深、匀、细、长，尽量自然。

3. 意念运用

默数手部旋转揉动的圈数，体会随着手在旋转抚摸时，腹部温热的感觉，以及肠部蠕动的感觉。

4. 练功时间

此功法最好在睡前进行练习，不限时间。练至睡意较浓时，不需收功，可直接入睡，也可练后坐起，做干梳头及头部拍打即可收功，有助于睡眠。

5. 练功要领

仙人揉腹功就是揉肚皮。这里介绍的仙人揉腹功，第一，不隔着衣服，直接用手抚摸肚皮。第二，要非常缓慢地揉，顺时针旋转三十六圈，再逆时针旋转三十六圈。

6. 功理讲解

随着手在肚皮上缓慢旋转，肚皮会有生物电产生，也可以说是摩擦起电。因为我们每个人都有生物电，生物电作用使得手在肚皮上切割腹部的能量场、磁场，电场、磁场被相互切割会产生新的能量，腹部就会感觉温热、舒适。

（1）仙人揉腹功对于失眠有很好的治疗效果。当人要睡觉的时候，如果大脑里各种杂念纷扰，大脑就产生兴奋，一旦兴奋，就很容易失眠。也有人是因为恐惧失眠、担忧失眠，越担心越焦躁，越焦躁心越沉静不下来。这时候仙人揉腹就是最好的调心方法。通过手部在肚皮缓慢旋转抚摸，腹部很快会产生温热的感觉，一热一舒服，就把注意力都放到揉肚子上，其他东西就忘记了，这就是练功的最高境界，叫作"守窍"或者"守一"。这时候入静了，一念代万念，人就不会去乱想了，大脑就会从兴奋进入到抑制状态，自然就睡着了。

（2）《丹溪心法》中记载："有诸内者形诸外。"身体不太好的人，揉肚皮时可能会摸到疙疙瘩瘩的地方，不是肌肉的感觉。这时候操作时就需要稍微用点力，将硬块按松，这叫内病外治，硬块松了，自然疾病就没了，而且效果非常快，这是仙人揉腹功的另一个作用。

揉按肚皮的时候有人想去解大便，有人会放屁等都是正常反应。仙人揉腹是围绕肚脐来进行旋转按摩的，属于脐疗法。

脐疗法可以治疗很多疾病，学会仙人揉腹对身体康健有意想不到的益处。

第五节　头面部养生康复技术

一、头面部经脉分布

头面部主要有手、足六条阳经以及督脉分布。

手足阳明经、手太阳经行于面额部，手足少阳经行于侧头部及耳部，足太阳经行于头顶、枕项部，督脉行于头面正中线。另外，任脉行于下颌正中线，足厥阴经行至颠顶部。

二、头面部康复推拿

头面为"诸阳之会"。推拿头面部能疏通人体阳气，使百脉调和、髓海充养、精神调治，起到安神醒脑、改善睡眠、解除精神疲劳、缓解头面部不适的作用。另外，头面部推拿还能预防神经衰弱、面神经麻痹、感冒及神经性头痛等疾病。因头面部皮肤比较嫩薄，操作时手法要轻柔，不宜过重。

（一）选择体位

操作前让受术者摘下眼镜、散开头发、取下发饰。指导受术者采取仰卧位，推拿师坐在受术者头顶的正前方。

（二）推拿操作

1. 推印堂至神庭

推拿师用双手拇指螺纹面相互交替，稍用力从受术者印堂穴推至神庭穴，其余四指固定于受术者颞部。反复操作 8～

10 遍。

动作要领：操作时，拇指螺纹面要紧贴受术者皮肤，用力要均匀，做单向直线运动。双手拇指交替的频率要快，向后移动的速度要慢。

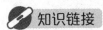 知识链接

摩擦类手法、推法

摩擦类手法是以指、掌或肘贴附在体表做直线或环绕移动，以与受术者肌肤表面摩擦的方式作用于机体的一类手法，此法产生热量较高。推法属于摩擦类手法，是用指、掌或肘着力于机体的一定部位，做单方向直线推动的一种手法（图 5 – 1）。

图 5 – 1　推法

2. 揉前额

推拿师四指微张开，用大鱼际着力从前额中线向两侧揉动至太阳穴，操作 1 ~ 2 分钟。

（1）动作要领：操作时，沉肩，屈肘成 120°左右；腕关节放松，呈微屈或水平状；拇指略内收，其余四指自然放松。用大鱼际吸定于受术部位，稍用力下压，以肘关节为支点，前臂主动做有节律地摆动，通过鱼际带动皮下组织一起运动，不可滑动和摩擦。频率一般为 120 ~ 160 次/分。

（2）注意事项：揉前额时，要防止受术者头部晃动。

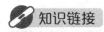 知识链接

摆动类手法、揉法

　　摆动类手法是以指、掌或腕关节做协调的连续摆动的一类手法。其特点是上肢放松，腕和前臂的动作协调一致，渗透力强，作用面小。适用于全身各部位及穴位。揉法属于摆动类手法，是以指、掌或前臂等部位吸定于人体体表做环旋运动，并带动皮下组织一起运动的手法（图 5-2）。

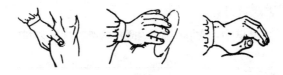

图 5-2　揉法

　　3. 分抹眼眶

　　推拿师用两手拇指螺纹面着力，分别从受术者睛明穴开始，沿眶上缘分抹至外眼角，再从睛明穴开始，沿眶下缘分抹至外眼角。反复操作 5~10 遍。

　　（1）动作要领：操作时用力要均匀，以拇指的掌指关节为支点，拇指及手掌主动施力，向两边做弧形曲线的抹动。

　　（2）注意事项：分抹眼眶时要避开眼球，防止压迫眼球。

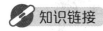 知识链接

抹法

　　抹法属于摩擦类手法，是用拇指螺纹面或掌面在体表做上下、左右直线或弧形曲线抹动的一种手法。

4. 点按眼周穴位

推拿师用两手拇指着力,其余四指微张开固定头部。依次点按睛明穴、攒竹穴、鱼腰穴、丝竹空穴、四白穴,每穴点按5~10秒。反复操作2~3遍。

(1)动作要领:操作时,腕关节略屈曲,手握空拳,拇指伸直并紧靠于食指中节,其余四指置一旁以固定助力,以拇指端着力,前臂与拇指主动发力,垂直向下按压,力度由轻到重,稳而持续,使局部有酸、麻、胀、痛等"得气"感且以能忍受为度,再逐渐减力。

(2)注意事项:点按睛明穴时朝鼻梁方向,不能压迫眼球。

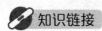 知识链接

挤压类手法、点法、按法

挤压类手法是以指、掌或肢体其他部位按压或对称性挤压体表的一类手法。点法、按法都属于挤压类手法,点法是以指端、屈曲的指关节突起部着力于施术部位,持续地垂直按压的一种手法(图5-3);按法是用指腹、手掌或肘尖等部位着力,垂直方向先轻渐重,向深部逐渐用力,按而留之的一种手法(图5-4)。点法、按法常结合运用。

图5-3 点法

图 5-4　按法

5. 推抹鼻翼至颧髎

推拿师用两手拇指螺纹面着力，从鼻翼向下推至迎香穴，再到颧髎穴。反复操作 3～5 遍。

动作要领：推抹时力量适中，不宜滞涩。推抹至颧髎时稍向上用力，按压力量逐渐增加，稳而持续，使局部产生酸痛感。

6. 推抹水沟至地仓，下颌至颊车

推拿师用双手拇指指腹从水沟穴推抹至地仓穴，再用其余四指指腹从下颌推抹至颊车穴。反复操作 5～10 遍。

动作要领：推抹至颊车时稍向上用力。

7. 点按面部穴位

推拿师用两手拇指着力，依次点按印堂穴、迎香穴、水沟穴、地仓穴、颊车穴、下关穴、太阳穴，每穴点按 5～10 秒。反复操作 2～3 遍。

注意事项：点按太阳穴时力度适当。

8. 揉捏耳郭

推拿师用双手拇指指腹和屈曲食指桡侧面着力于受术者两侧耳郭，从耳垂至耳尖反复揉捏，结束时向外下方轻拉耳垂。反复操作 5～10 遍。

（1）动作要领：施力时两手指力量要对称，动作要连贯而有节奏性，用力要均匀而柔和。揉捏要快，移动要慢。

（2）注意事项：牵拉耳垂时，用力要小。

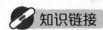知识链接

捏法

捏法属挤压类手法，是用拇指与其他手指相对着力，对所施术部位的皮肉做对称性挤压的一种手法。捏法、揉法常相合而用（图5-5）。

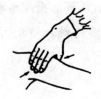

图5-5　捏法

9. 振耳

推拿师用两手掌根分别按住受术者两耳孔，或将受术者耳郭自后向前压倒堵住耳孔，然后做有节律快速按抖30秒，受术者耳中可感觉嗡鸣声，然后松开。操作2~3遍。

（1）动作要领：操作时，意念集中于掌心，前臂与手部静止性用力，即前臂和手部肌肉做静止性收缩，发出快速而强烈的震颤，使振动波通过掌心垂直作用于受术部位。振动频率600~800次/分。

（2）注意事项：抖动幅度不可太大。振动时推拿师要自然呼吸，不可屏气。要告知受术者振动时耳中一般会产生嗡鸣声。

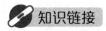知识链接

振动类手法、振法

振动类手法是以较高频率的节律、轻重交替刺激、持续作用于人体的一类手法。振法属振动类手法，是以掌或指做垂直于体表的快速振颤运动的手法，又称振颤法。振法的频率可高达700次/分，最低要求300次/分（图5-6）。

图5-6　振法

10. 拿头部

推拿师以五指拿头顶督脉和两旁的足太阳、足少阳经分布区，自前发际向后拿至枕部。反复操作3~5遍。

（1）动作要领：操作时，用拇指和其余手指的指腹着力，抓拿中含有揉动之力。腕部要放松，使动作柔和灵活，连绵不断，且富有节奏性，以局部酸胀、微痛或放松舒适感觉为度。可单手操作也可双手交替操作。

（2）注意事项：所有头皮都要拿到，不要牵拉头发。

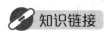知识链接

拿法

拿法属挤压类手法，是用拇指与其余四指对称用力，对所施术部位进行拿捏、拿提、拿揉或抓拿的手法。

11. 点按头部穴位

推拿师先用一只手拇指点按神庭穴、百会穴，再用两手中指指端勾压风池穴，最后用一只手中指指端勾压风府穴，每穴点按 5~10 秒。反复操作 2~3 遍。

12. 扫散头部

推拿师用一只手固定受术者头部，另一只手五指屈曲并自然分开，指腹着力于头部，从前发际至后发际，腕部快速摆动做擦法，操作 2~3 分钟。

（1）动作要领：操作时，五指指腹要紧贴头皮，压力要适度，须直线往返运行，而且动作要连续不断，有如拉锯状，腕关节和前臂要成一条直线，频率要快，约 160 次/分。可单手操作也可双手交替操作。

（2）注意事项：不要指尖着力，不要牵拉头发。

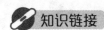 知识链接

擦法

扫散法使用的是擦法。擦法属于摩擦类手法，是用指或掌贴附于体表一定部位，做较快速的直线往返运动，使之摩擦生热的一种手法（图 5-7）。

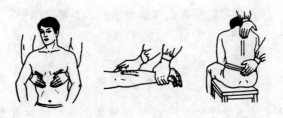

图 5-7　擦法

（三）健康指导

1. 调摄精神，保持良好的心态，保持微笑，避免情绪过度紧张。

2. 劳逸结合，避免过度用脑、用眼，保证充足的睡眠。

3. 注意头部保暖，避受风寒。

4. 合理膳食，营养均衡。

5. 经常做面部五官的运动，如挤眉弄眼、远眺近观、摇唇鼓舌、叩齿咬牙、抓耳挠腮等，经常沐面梳头，经常进行体育运动。

三、头部康复刮痧

头部刮痧能促进头部血液循环，消除疲劳，改善睡眠，增强记忆力，对头痛、头晕、失眠、健忘等头部不适有防治作用。长期做头部刮痧还可改善发质干枯，易于脱落的现象。

（一）选择体位

头部刮痧宜采用坐位，受术者坐于椅子或方凳上，摘下眼镜，取下发饰，散开头发。

（二）刮痧操作

持板方法：刮痧师单手握持刮痧板，将刮痧板放置掌心，由拇指和食指、中指夹住刮痧板，无名指和小指紧贴刮痧板边角，从刮痧板的两侧和底部固定刮痧板（图5－8）。

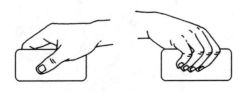

图 5－8 持板方法

刮痧时利用指力和腕力调整刮痧板的角度，使刮痧板与刮拭方向的皮肤之间夹角约成45°（图5-9）。以肘关节为轴心，前臂做有规律的移动。

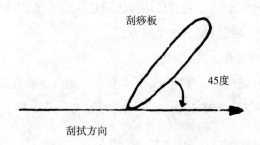

图5-9　刮拭角度

1. 头部两侧刮痧

从头前侧太阳穴附近向风池穴方向刮拭（胆经）（图5-10）。

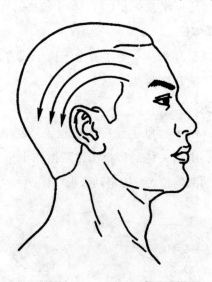

图5-10　头部两侧刮痧

　　刮痧师一只手扶持受术者头部一侧，保持头部相对稳定；另一只手握持刮痧板（梳）刮拭头部另一侧，从太阳穴附近开始，绕耳上，向头侧后部乳突和风池穴方向刮拭，整个手法像划一个问号，要一气呵成。先轻刮，然后力量逐渐加重，特别在风池穴处，力度以受术者能够耐受为度，最后再逐渐减力轻刮。每一侧刮拭 20~30 次，以使受术者头部放松、有舒适感为宜。

　　刮拭太阳穴、风池穴：刮拭太阳穴能够解除疲劳，振奋精神，止痛醒脑，使注意力集中；刮拭风池穴可以改善颈项部僵硬，缓解肩膀酸痛、偏头痛，治疗失眠、落枕等。每一侧刮拭完后，都要用刮痧板棱角按揉太阳穴和风池穴 8~10 次。按揉太阳穴时，用力适中，速度宜慢，以受术者局部有流动热感为宜；风池穴除用刮痧板棱角按揉外，亦可用角刮法自上而下有规律地单方向刮拭 10~15 次，力量可稍大，速度稍慢，以受术者能接受为度。

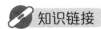 **知识链接**

按揉法、角刮法和边刮法

　　按揉法是在体表经络穴位做点压按揉，点下后做往返来回或顺逆旋转，操作时刮痧板应紧贴皮肤而不移动，频率为 50~100 次/分。

　　角刮法是使用角形刮痧板或用刮痧板的棱角接触皮肤，与体表成 45°角，自上而下或由里向外刮拭，不可用力过猛而损伤皮肤。此法宜用于四肢关节、脊柱两侧经筋部位、骨突周围、肩部穴位。

边刮法是将刮痧板的长条棱边与体表接触成45°角进行刮拭。此法宜用于对大面积部位的刮拭，如腹部、背部和下肢等。

2. 头顶部向前刮痧

从头顶部的百会穴向前额方向刮拭（督脉及两侧膀胱经）（图5 – 11）。

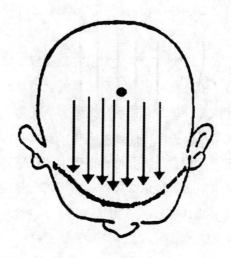

图 5 – 11 头顶部向前刮痧

刮痧师一只手固定受术者头部，另一只手握住刮痧板。首先刮拭头顶部正中，从百会穴向前额方向，采用先轻、后重、再轻的手法刮拭 20~30 次。然后刮拭头顶部两侧，刮拭的力量和次数同头顶正中部位刮拭。

刮拭百会穴：百会穴可醒神开窍、益智健脑、调节脏腑功能，能缓解健忘、失眠多梦、头昏、反应迟钝等。按揉百会穴 8~10 次，用力应逐渐加强后再减弱，以受术者感到酸痛能接受为度。

3. 头顶部向后刮痧

从头顶部的百会穴向头后部至颈项方向刮拭（督脉及两侧膀胱经）（图5-12）。

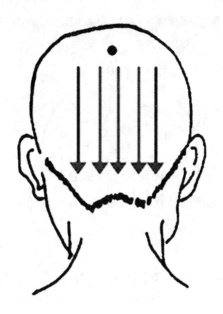

图5-12 头顶部向后刮痧

刮痧师一只手扶持受术者头顶前部，保持头部相对稳定；另一只手握持刮痧板。首先刮拭头后部正中，从百会穴向头后部过风府穴方向，采用先轻、后重、再轻的手法刮拭20～30次；然后刮拭头后部两侧，从头顶部向头后部过风池穴方向刮拭，其刮拭力量以受术者能耐受为度，刮拭20～30次。

（三）刮痧后处理

刮痧结束后，让受术者饮一杯温开水，休息15～20分钟。

（四）注意事项

1. 头部刮痧不涂刮痧介质。

2. 进行头部刮痧时应避开有疗、疖、包块的部位。

3. 头部侧面刮拭时应注意保护耳朵，避免刮伤。

4. 刮拭穴位时，力量逐渐加重，但要以受术者能承受为度。如果用刮板棱角刮拭受术者难以耐受时，刮痧师可用手指指腹点压、按揉。

5. 头发较长者，宜采用梳刮法。

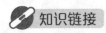 知识链接

梳刮法

梳刮法即使用刮痧板或刮痧梳从前额发际处及两侧太阳穴处向后发际做有规律的单方向刮拭，刮痧板或刮痧梳与头皮成45°角，动作宜轻柔和缓，如梳头状。

第六节　颈肩部养生康复技术

一、颈肩部经脉分布

颈肩部主要有督脉、足太阳膀胱经、手太阳小肠经、手少阳三焦经、足少阳胆经分布。

督脉行于颈项、脊背部正中，足太阳膀胱经行于颈项、脊背部督脉两侧，手太阳小肠经行于肩后方，手少阳三焦经行于肩部，足少阳胆经行于颈外侧，手阳明大肠经行于肩峰。

二、颈肩部康复推拿

随着工作生活节奏的加快及手机、电脑等科技产品的广泛

应用，颈肩部不适者越来越多，且年龄也趋于年轻化。颈肩部康复推拿可行气活血、舒理筋骨、祛风散寒、松解粘连、解痉止痛，改善肌肉、韧带的血液供应，缓解颈肩部疲劳，预防颈椎病发生。

（一）选择体位

指导受术者坐在凳子上，双手扶于桌边。

（二）推拿操作

1. 拿揉颈项部

推拿师一只手扶持受术者头部，另一只手拇指与其余四指相对，拿揉其颈项部肌肉，从风池穴向下拿揉至项根。反复操作 2~3 分钟。

动作要领：拿法与揉法常结合使用，组成拿揉复合手法。操作时腕关节略屈曲，用拇指与其余手指的掌面相对用力，捏住肌肉并将其垂直提起，再缓慢放松，同时揉动，如此反复操作。

2. 按揉风池

推拿师一只手扶住受术者头前部，另一只手用拇指或食指螺纹面按揉受术者风池穴，每次按揉 10~15 秒，操作 3~5 遍。

（1）动作要领：操作时，指腹着力于受术部位，做和缓的小幅度环旋揉动，并带动皮下组织一起运动，频率一般为 120~160 次/分。

（2）注意事项：按揉风池穴的用力方向应朝向鼻尖。

3. 按揉棘突两侧

推拿师将双手拇指指腹分别置于受术者颈部棘突两侧，自上而下按揉 3~5 遍。

注意事项：按揉棘突两侧，位置为棘突旁开 0.5 寸。

4. 拿揉肩部

推拿师将双手拇指分别置于受术者两侧肩胛冈上窝，其余四指放在肩前部。自内向外拿揉肩部 5~8 遍。

注意事项：拿揉肩部时，手指不能弯曲，避免抓伤肌肉。前置的四指不能用力按压颈部以免引起咳嗽。

5. 按揉肩部穴位

推拿师以双手拇指指腹分别依次按揉受术者两侧肩井穴、肩中俞穴、天宗穴，每穴按揉 10~15 秒。反复操作 3~5 遍。

6. 揉肩部

推拿师用手背近小指侧部分揉受术者肩部 5~8 遍。

（1）动作要领：操作时，掌指关节略微屈曲，自然放松，以掌背近小指侧部分吸定于受术部位。沉肩，以肘部为支点，前臂做主动摆动，带动腕关节屈伸和前臂内外旋转，使手背近尺侧部分在受术部位做节律性来回揉动，频率为 120~160 次/分。

（2）注意事项：整个操作要连续不断，不可忽快忽慢，更不能拖来拖去地摩擦，做到揉动时能吸定。移动时要缓慢。

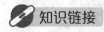 知识链接

揉法

揉法属摆动类手法，是以手背近尺侧部分或第二至第五掌指关节背侧部分着力于施术部位，做节律性往返活动的手法（图 5-13）。

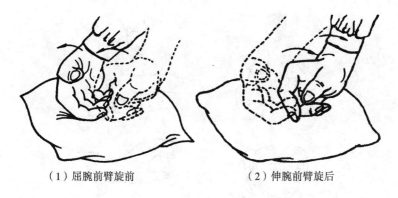

（1）屈腕前臂旋前　　　　　　（2）伸腕前臂旋后

图 5 - 13　搽法

7. 击打肩部

推拿师双手掌相对，五指自然屈曲分开，以掌指尺侧端有节奏地交替击打受术者肩部 1～2 分钟。

（1）动作要领：操作时，以腕发力，弹力击打体表，力量由轻而重，频率由慢而快，或快慢交替。击打动作要协调、连续、灵活。

（2）注意事项：击打时用力要平稳，有节律，其力量的大小和时间根据需要而定。

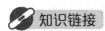知识链接

叩击类手法、击法

叩击类手法是用手掌、拳背、指端或特制的器械等有节律地击打肢体体表，使之产生叩击感觉的一类手法。击法属叩击类手法，是用拳背、掌根、手掌侧面、手指尖或棒着力于施术部位进行击打的手法（图 5 - 14、图 5 - 15）。

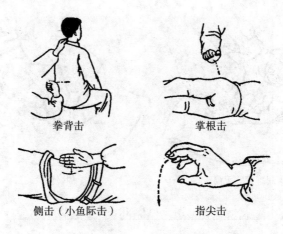

拳背击　　　　　　　掌根击

侧击（小鱼际击）　　　指尖击

图 5 – 14　击法

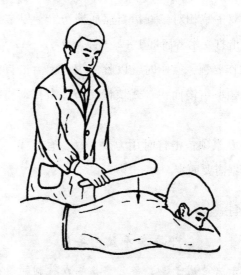

图 5 – 15　棒击法

（三）健康指导

1. 纠正长时间低头或半卧位看书、上网、看电视等不良习惯。

2. 睡眠时枕头不可过高或过低、过硬或过软。

3. 长期伏案或低头工作者，工作 30 分钟后应主动活动颈部、肩部，或自我推拿局部，放松颈肩部肌肉。

4. 注意颈肩部保暖，防止颈部受伤。

5. 注重饮食清淡而富有营养。

三、颈肩部康复刮痧

颈肩部刮痧可以消除疲劳，改善睡眠，缓解紧张情绪，适用于疲劳、颈肩部肌肉酸痛、肩周不适，及头痛、感冒、发烧、咽喉疼痛、音哑等。

（一）选择体位，清洁局部

受术者多采取坐位，面向椅背坐于椅上，双手扶于椅背上；或坐在方凳、圆凳上，双手扶于桌边，头向前倾。暴露颈肩部刮拭部位，刮痧师用热毛巾擦拭清洁。

（二）刮痧操作

1. 颈肩部涂抹介质

刮痧师首先将刮痧介质均匀涂于刮拭部位。涂抹范围：①从后发际正中向下，再沿两肩胛骨内侧涂至肩胛骨下角。②颈部两侧，从风池穴涂至肩部，过肩井穴，再涂向肩前端。③两侧肩胛骨，由内向外涂至肩关节后缘。④肩外侧。⑤肩前部，锁骨外端及腋前线周围。涂后用刮痧板的平面平贴于涂抹介质的皮肤上，拇指、食指、中指、无名指同时着力在刮痧板上，用腕力带动刮痧板，按涂抹刮痧介质的顺序进行顺时针快速摩擦旋转，动作敏捷、均匀、柔和，力度适中，将颈肩部皮肤擦至发红，待局部有热感出现后，开始进行刮痧。

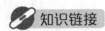 **知识链接**

摩擦法

摩擦法是将刮痧板与皮肤直接紧贴，进行有规律的旋转移动，或直线式往返移动，使皮肤产生热感。此法宜用于麻木、发凉或绵绵隐痛的部位，如肩胛内侧、腰部和腹部；也可用于刮痧前，使受术者放松。

2. 颈部正中刮痧

从项上风府穴向大椎穴、陶道穴方向刮拭（督脉）（图5－16）。

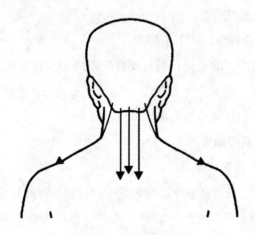

图5－16　颈部刮痧

刮痧师一只手扶持受术者头顶部，保持头部相对稳定；另一只手握持刮痧板从风府穴向下刮至大椎穴下的陶道穴，轻刮10~20次为宜。身体消瘦、颈椎棘突明显突出者，宜用刮痧板的边角，由上向下依次点压、按揉每一个椎间隙3~5次，以局部有酸胀感为宜。

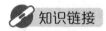 知识链接

轻刮法与重刮法

按刮痧力量的大小可分为轻刮法与重刮法。轻刮法是刮痧时刮痧板接触皮肤下压刮拭的力量小，被刮者无疼痛及其他不适感觉。轻刮后皮肤仅出现微红，无瘀斑。此法宜用于老年体弱者以及辨证属于虚证者。重刮法是刮痧时刮痧板接触皮肤下压刮拭的力量较大，以受术者能承受为度。此法宜用于腰背部脊柱两侧、下肢软组织较丰富处，青壮年体质较强者以及辨证属于实证、热证者。

刮拭风府穴：风府穴疏散风邪效果好，能有效缓解头痛，头目昏沉。用角刮法自上而下有规律地单方向刮拭该穴位 10 ~ 15 次，也可按揉 8 ~ 10 次，用力适中，速度稍慢，以受术者能接受为度。

3. 颈部脊柱两侧刮痧

颈部脊柱两侧分别从天柱穴向下刮至风门穴（膀胱经），手法从轻逐渐加力到中度，直线刮拭，每一侧刮拭 20 ~ 30 次为宜。

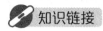 知识链接

直线刮法与点刮法

直线刮法又称直板刮法，用刮痧板在人体体表进行有一定长度的直线刮拭。此法宜用于身体比较平坦的部位，如背部、胸腹部、四肢部。

刮拭天柱穴、风门穴：天柱穴可疏风清头、通经活络，

对缓解头痛、颈项酸痛效果良好；风门穴可宣肺解表、疏风清热，对伤风咳嗽、头痛发热有很好的功效。分别用角刮法自上而下有规律地单方向刮拭两穴位 10 ~ 15 次，也可点压、按揉 8 ~ 10 次，用力可稍大，速度稍慢，以受术者能接受为度。

点压法是用刮痧板的边角直接点压穴位，力量逐渐加重，以受术者能承受为度，保持数秒后快速抬起，重复操作 5 ~ 10 次。此法宜用于肌肉丰满处的穴位，或刮痧力量不能深达，或不宜直接刮拭的骨骼关节凹陷部位。

4. 颈部外侧刮痧

颈部左右两侧分别从风池穴向肩井穴方向刮拭（胆经），刮至肩外侧靠近关节及锁骨头处，应注意收住刮板。宜采用轻刮法、弧线刮法刮拭，每一侧刮拭 20 ~ 30 次为宜。

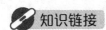 知识链接

弧线刮法

弧线刮法即刮拭方向呈弧线形，刮拭后体表出现弧线形的痧痕，操作时刮痧方向多循肌肉走行或骨骼结构特点而定。此法宜用于胸背部肋间隙、肩关节和膝关节周围等部位。

刮拭风池穴、肩井穴：肩井穴有明显的通经活络、开窍降压、解除疲劳的效果。可用角刮法自上而下有规律地单方向分别刮拭两穴位 15 ~ 20 次，力量适中，速度稍慢，也可点压、按揉 8 ~ 10 次，以受术者能接受为度。肩井穴不能深刮，太强太深刮拭此穴易发生晕刮或胸闷等症状。

5. 肩胛内侧刮痧

从上向下刮拭肩胛骨内侧（膀胱经区域）20～30 次（图 5-17）。宜用直线刮法、重刮法刮拭，每侧刮拭 20～30 次为宜。

6. 肩后部刮痧

先用直线轻刮法由内向外刮拭肩胛冈上下，然后用弧线刮法从上向下刮拭肩关节后缘的腋后线，每一部位刮拭 20～30 次为宜（图 5-17）。

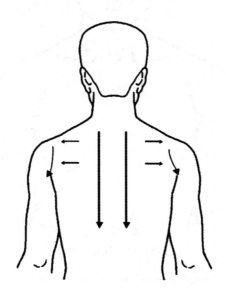

图 5-17　肩胛内侧、肩后部刮痧

刮拭天宗穴、肩贞穴：天宗穴缓解肩胛部疼痛，治疗肩背部损伤效果良好；肩贞穴有明显的舒筋通络散结、解除疲劳之效果。可采用角刮法分别刮拭两穴位 15～20 次，或点压、按揉每穴 8～10 次，两穴均可重刮以增强效果。

7. 肩前部刮痧

采用弧线刮法刮拭腋前线，每侧从上向下刮拭 20 ~ 30 次为宜（图 5 – 18）。

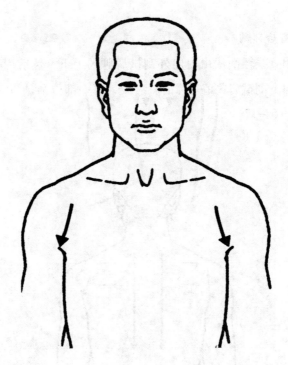

图 5 – 18　肩前部刮痧

8. 肩外侧刮痧

刮痧师一只手握住受术者前臂手腕处，使上肢外展 45°，刮拭肩关节外侧的三角肌正中及两侧缘。用重刮法、直线刮法刮拭，每部位刮拭 10 ~ 20 次为宜（图 5 – 19）。

刮拭肩髃穴：肩髃穴疏经活络、通利关节、解除疲劳的作用较强，缓解肩臂疼痛效果好，为治疗上肢痛、麻、凉、瘫诸

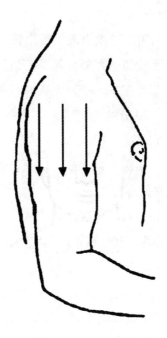

图 5 - 19　肩外侧刮痧

疾的要穴。可采用角刮法单方向刮拭 15 ～ 20 次，还可采用按揉、弹拨法。肩髃穴不能重刮或点压，以免伤及骨骼。

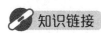 **知识链接**

弹拨法

　　弹拨法是用刮痧板的边角在人体肌腱、经筋附着处或特定的穴位处，利用腕力进行有规律地点压、按揉，并迅速向外弹拨，状如弹拨琴弦，故名弹拨法。操作时手法轻柔，力量适中，速度较快，每个部位宜弹拨 3 ～ 5 次。此法宜用于治疗骨关节、韧带等处的疼痛。

（三）刮痧后处理

清洁刮痧部位。用干净纸巾或干毛巾铺展在颈肩部并用手按压，以吸收皮肤上残留的刮痧介质。若出痧较多，避免来回擦拭，应单方向逐部位擦拭干净，手法要轻柔。让受术者饮一杯温开水，休息 15～20 分钟。

（四）注意事项

1. 颈部刮痧不宜采用重刮法或一切强刺激性手法，特别是颈项部正中，以免伤及脊椎。

2. 如采用俯卧位刮痧，要胸前垫枕，使颈部向前伸直。采用俯卧位注意时间不应过久，以 10 分钟为宜。心肺功能不好者不宜采用俯卧位。

3. 颈肩部刮痧要避开骨骼突出的部位，如颈椎棘突突出明显者，可轻刮棘突的两侧或点压、按揉棘突之间。

4. 刮肩胛骨部位时，不可由上向下刮，以免伤及肩胛冈上的皮肤。

四、颈肩部拔罐

颈肩部拔罐可疏经通络，温散寒邪，改善局部血液循环，对缓解颈肩部疲劳、疼痛效果良好。

（一）选择体位

指导受术者采取俯卧位，充分暴露颈项部、肩背部，局部肌肉宜舒展、松弛。

（二）选择器具

根据拟拔罐部位肌肉的丰厚程度及面积大小选择不同型号的玻璃罐，罐体应完整无裂痕，罐口内外应光滑无毛糙，罐的内壁应擦拭干净。另外，准备好95%乙醇棉球、打火机或火柴，以及治疗盘、弯盘、镊子等辅助工具。

（三）拔罐操作

1. 闪罐法

用闪火法吸拔。闪火法是火罐的一种吸拔方法，即一只手用镊子夹住95%乙醇棉球，一只手握罐体，罐口朝下，将棉球点燃后立即伸入罐内，随即退出，并迅速将罐扣在应拔部位上（图5-20）。

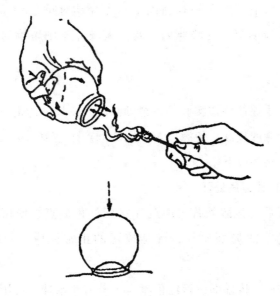

图5-20 闪火法

闪罐，即将罐扣在应拔部位后，随即取下，再吸拔、再取下，反复吸拔至局部皮肤潮红，或罐体底部发热为度。动作要迅速而准确。

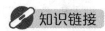 知识链接

投火法

投火法也是火罐的一种吸拔方法，即将易燃软质纸片（卷）或 95% 乙醇棉球点燃后投入罐内，迅速将罐扣于应拔部位。

2. 留罐法

闪罐后，将罐具吸拔在皮肤上留置一定时间，使局部皮肤潮红，甚或皮下瘀血呈紫黑色后再将罐具取下。留罐时间可根据年龄、病情、体质等情况而定，一般留罐时间为 5～20 分钟，若肌肤反应明显、皮肤薄弱、老年人与儿童则留罐时间不宜过长。

3. 起罐

一只手握住罐体腰底部，稍倾斜，另一只手拇指或食指按压罐口边缘的皮肤，使罐口与皮肤之间产生空隙，空气进入罐内，即可将罐取下。

（四）拔罐后处理

起罐后，拔罐处若出现点片状紫红色瘀点、瘀斑，或兼微热痛感，或局部发红，皆是拔罐的正常反应，一般不予处理。

起罐后，拔罐部位紫红色罐斑上若有小水珠，可用消毒棉球轻轻拭去。若罐斑处微觉痛痒，不可搔抓，数日内自可消退。若出现水泡，只要不擦破，可任其自然吸收。若水泡过大，可用一次性消毒针从泡底刺破，放出水液后，再用消毒敷料覆盖。若有出血，应用消毒棉球拭净。若皮肤破损，应常规消毒并用无菌敷料覆盖其上。

（五）注意事项

1. 指导受术者选择舒适、放松的体位，留罐期间嘱其勿移动体位，以防罐具脱落。

2. 用于燃火的酒精棉球不可吸含酒精过多，以免拔罐时滴落到受术者皮肤上造成烧烫伤。

3. 燃火伸入罐内的位置，以罐口与罐底的外 1/3 与内 2/3 处为宜，切忌在罐口燃烧，以防吸拔时烧热的罐口烫伤皮肤。

4. 起罐时不可硬拉或旋转罐具，以免引起疼痛，甚至损伤皮肤。

5. 注意用火安全，燃火的酒精棉球不用时要立即吹灭。

6. 拔罐过程中如果出现局部疼痛，可用减压放气或立即起罐的方法处理。

第七节　胸部养生康复技术

一、胸部经脉分布

胸部有任脉、足少阴肾经、足阳明胃经、足太阴脾经、手太阴肺经、足厥阴肝经和足少阳胆经分布。任脉循行于前正中线，肾经循行于前正中线旁开 2 寸处，胃经循行于前正中线旁开 4 寸处，脾经循行于前正中线旁开 6 寸处，肺经循行于胸外侧近肩部，肝胆经循行于胁肋部。

二、胸部康复推拿

胸廓是由肋骨、胸骨、脊柱和肋间肌构成的骨性笼状支架，内有心、肺等重要器官。胸部康复推拿不仅能够宽胸理气、宁心安神，有效地增强心肺功能，对内脏疾病有一定的防治作用，还能预防局部肌肉、骨骼的异常变化。

（一）选择体位

受术者采取仰卧位。

（二）推拿操作

1. 按压双肩

推拿师双手掌根按于受术者双肩前侧，垂直向下用力，按压 5 ~ 8 次，每次停留 5 ~ 10 秒。

（1）动作要领：按压时，推拿师上身前倾产生力量，腕关节背伸，掌根部着力于受术部位，以上臂发力，由浅入深，由轻而重，垂直向下按压，稍停留，即"按而留之"，再逐渐减压，至起始位置。如此反复操作，以受术者感觉双肩放松为宜。

（2）注意事项：用力分散、均匀，避免引起不适。

2. 分推胸部

推拿师双手虎口张开，以两手大拇指分置受术者胸骨柄，其余四指并拢抱定胸部两侧，沿肋间隙由内向外、由上至下分推至腋中线止。反复分推 3 ~ 5 遍。

（1）动作要领：分推时，手掌紧贴受术者皮肤，肘关节伸直，以肩关节为支点，上臂和前臂主动施力，掌根部沿肋骨方向推进，使受术者产生深呼吸的感觉。

（2）注意事项：对女性受术者应避开乳房。

3. 掌根按揉中府

推拿师用双手掌根同时按揉受术者肩部外侧的中府穴，每次按揉 10 ~ 15 秒，操作 3 ~ 5 次。

（1）动作要领：操作时，用掌根着力于受术部位，稍用力下压，以肘关节为支点，前臂做主动运动，带动腕及掌根做小幅度的环旋揉动，并带动皮下组织一起运动。频率一般为120～160次/分。

（2）注意事项：因中府穴处肌肉偏薄，按揉时用力宜小，以受术者能耐受为宜。

4. 按揉胸部穴位

（1）动作要领：推拿师用拇指指腹分别按揉受术者膻中穴、期门穴、章门穴、京门穴，每穴按揉10～15秒。反复操作3～5遍。

（2）注意事项：操作时手法要轻柔，以受术者有酸胀感为宜。

（三）健康指导

1. 注意调摄精神，避免情绪剧烈波动。

2. 注意生活起居，寒温适宜。

3. 调节饮食，避免过饱。提倡低热量、低碳水化合物、低脂肪、低胆固醇、低盐、多纤维素饮食。

4. 注意劳逸结合，睡眠要充足，睡姿要正确。坚持适当运动，提高心肺功能。

三、胸部康复刮痧

胸部为心、肺所居之处，经常刮拭胸部可提高心肺功能，缓解心慌、胸闷、气短、疲劳等症状。另外，胸部刮痧促进了局部血液循环，还可以预防女性乳腺小叶增生、乳腺炎，对乳房康复有一定效果。

（一）选择体位，清洁局部

指导受术者取仰卧位或仰靠坐位，暴露胸部刮拭部位，上肢自然放于身体两侧，刮痧师用热毛巾清洁暴露的胸部皮肤。

（二）刮痧操作

1. 胸部涂抹刮痧介质

刮痧师将刮痧介质均匀地涂在受术者胸部正中线及其两侧的皮肤上。然后用刮痧板的平面迅速摩擦要刮拭的部位，以受术者感到局部有热感为度。

2. 胸部正中刮痧

从天突穴向下刮至剑突处（任脉）采用轻刮法（图5-21），刮拭10~20次为宜。

刮拭天突穴：天突穴可宽胸理气，化痰利咽。用刮痧板的棱角按于受术者天突穴上，利用腕力点压并有规律地按顺逆时针方向进行按揉1分钟，注意点压、按揉要同步配合操作，用力适中，速度宜慢，以受术者能承受并有热感为宜。

刮拭膻中穴：膻中穴具有宽胸理气、活血通络、清肺止喘、舒畅心胸等功能。将刮痧板的棱角按于膻中穴上，利用腕力有规律地由上向下刮拭8~10次，用力要轻，以受术者能承受为度。

3. 胸部两侧刮痧

用刮痧板薄面边缘，采用轻刮法、角刮法，由内向外分别刮拭胸部两侧，每一肋间隙刮拭10~20次为宜，从上向下依次刮至乳根，乳头部位跳过（图5-21）。

刮拭中府穴：中府穴有很好地肃降肺气、止咳平喘、清泻

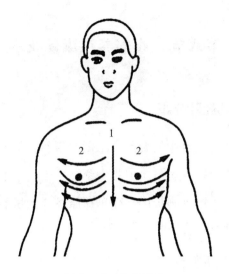

图 5 – 21　胸部刮痧

肺热的作用。将刮痧板的棱角按于中府穴上，从内向外经该穴位有规律地单方向弧线刮拭 10～20 次，力量适中。

（三）刮痧后处理

用干净纸巾或干毛巾清洁皮肤上残留的刮痧介质。让受术者饮一杯温开水，休息片刻。

（四）注意事项

1. 由于胸部特殊的骨性结构，肌肉少、软骨多，所以手法要轻。

2. 对患有严重心、肺疾病的患者不宜进行胸部刮痧。

3. 刮痧天突穴时用力要轻柔，此处深部为气管所在，用力过重会出现呛咳、恶心等不适。

4. 乳头部位禁止刮痧。女性若患乳腺肿瘤，乳房部位禁止刮痧。

第八节　腹部养生康复技术

一、腹部经脉分布

腹部有任脉、足少阴肾经、足阳明胃经、足太阴脾经、足厥阴肝经分布。任脉循行于前正中线，肾经循行于前正中线旁开0.5寸处，胃经循行于前正中线旁开2寸处，脾经循行于前正中线旁开4寸处，肝经循行于少腹部。

二、腹部康复推拿

除心、肺之外，其他重要脏器均藏于腹内，并有诸多经脉循行汇聚于此处。腹部康复推拿能调和各组织器官的功能，具有疏肝理气、健脾和胃、益气升阳、补肾固涩、理气调经的作用。另外，腹部推拿对消化不良、膈肌痉挛、腹部脂肪堆积、月经不调、遗尿、阳痿等也有很好的防治作用。

（一）选择体位

指导受术者采取仰卧位，双膝屈曲，使腹部肌肉放松。

（二）推拿操作

1. 直推腹部

推拿师以两手拇指桡侧缘着力于剑突下，其余四指分别置于腹部两侧，自上而下直线推至耻骨联合上。反复操作8～10遍。

2. 按揉腹部穴位

依次按揉上脘穴、中脘穴、下脘穴、天枢穴、气海穴、关元穴，每穴按揉 10～15 秒。反复操作 3～5 遍。

推拿师可先用食指、中指、无名指指腹同时按揉上脘穴、中脘穴、下脘穴，再以拇指和食指指腹同时按揉两侧天枢穴，最后以食指、中指指腹同时按揉气海穴、关元穴。

3. 拿捏腹直肌

推拿师以双手拇指指腹置于受术者腹直肌一侧，其余四指置于腹直肌另一侧，自上而下拿捏腹直肌 3～5 遍。拿捏完一侧腹直肌后，再以同样手法拿捏另一侧。

4. 全掌揉腹

推拿师以双手掌重叠于脐部，顺时针按揉全腹 1～2 分钟。

动作要领：操作时，用手掌着力于受术部位，以肘关节为支点，前臂做主动运动，带动腕及手掌做小幅度的环旋揉动，手法要轻快、柔和、深透。频率一般为 120～160 次/分。

5. 全掌摩腹

推拿师用手掌在受术者腹部表面轻轻摩擦，顺时针、逆时针方向各操作 1～2 分钟。

动作要领：操作时，腕关节放松，掌指自然伸直，以肩关节为支点，通过肩、肘关节的运动带动手掌做环形摩动。频率约 100 次/分。

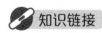 知识链接

摩法

摩法属摩擦类手法，是用手掌或指腹轻放于体表施术部位，做环形有节律摩动的一种手法（图 5-22）。

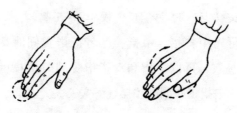

图 5 – 22　摩法

（三）注意事项

1. 饭后 1 小时内禁止腹部推拿。

2. 肝硬化、腹水、不明原因的急腹痛及妇女月经期、妊娠期禁止推拿腹部。

3. 操作前让受术者排空尿液。

（四）健康指导

1. 调节情志，保持心情舒畅。

2. 调节饮食，避免暴饮暴食，避免进食辛辣、生冷、油腻、变质食物。

3. 注意腹部保暖，坚持适当运动。

4. 注意劳逸结合。

三、腹部康复刮痧

腹部为肝、胆、脾、胃、肾、膀胱、大肠、小肠所在之处，经常刮拭腹部可以提高胃肠道消化吸收功能，增强人体免疫力，对脏腑功能失调引起的腹泻、便秘、食欲不振、腹胀、腹痛及肥胖具有很好的调理作用。另外，腹部刮痧还可预防泌尿生殖系统疾患，如女性的痛经、盆腔炎等。

（一）选择体位，清洁局部

指导受术者取仰卧位，上肢自然放于身体两侧，暴露腹部刮拭部位，刮痧师用热毛巾擦拭清洁其暴露的腹部皮肤。

（二）刮痧操作

1. 腹部涂抹刮痧介质

刮痧师将刮痧介质均匀地涂在受术者腹部正中线及其两侧的皮肤上，然后用刮痧板平面迅速摩擦涂抹介质的部位，以受术者感到局部有热感为度。

2. 腹部正中刮痧

从剑突下开始刮痧，由上向下经上脘穴、中脘穴、下脘穴，绕开肚脐，再从气海穴向下，经关元穴刮至中极穴（任脉）。用边刮法、重刮法刮拭 20 ~ 30 次为宜（图 5 – 23）。

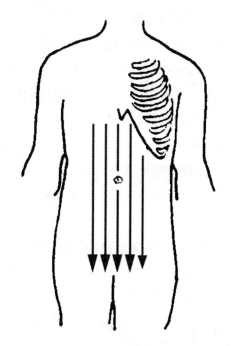

图 5 – 23　腹部刮痧

刮拭中脘穴、气海穴和关元穴：中脘穴的健脾和胃、消积化滞、理气止痛效果良好；气海、关元穴强壮身体的作用强，为康复要穴。各穴均可用刮痧板的棱角从上向下有规律地单方向刮拭 10~15 次，力量不可太大，速度稍慢，以受术者可能承受并有热感为宜，也可采用点压、按揉法。

3. 腹部两侧刮痧

分别刮拭腹部两侧。从肋缘向下刮至小腹部，由内向外依次刮拭肾经、胃经和脾经循行区域，每个部位用边刮法刮拭 20~30 次。

刮拭天枢穴：刺激天枢穴对于改善肠腑功能，消除或减轻肠道功能失常具有显著功效。用刮痧板的棱角从上向下有规律地单方向刮拭肚脐两侧的天枢穴各 10~15 次，力量可略大，以受术者能承受为度，速度稍慢，也可按揉、点压此穴位。

（三）刮痧后处理

用干净纸巾或干毛巾清洁皮肤上残留的刮痧介质。让受术者饮一杯温开水，休息片刻。

（四）注意事项

1. 饭后 30 分钟内禁止在腹部刮痧。

2. 肝硬化、腹水、腹部新近手术及不明原因的急性腹痛等禁止刮痧腹部。

3. 妇女月经期、妊娠期禁止刮痧腹部。

4. 腹部不宜由内向外刮拭，以免造成局部肌肉松弛。

5. 操作前让受术者排空尿液。

四、腹部艾灸

艾灸腹部穴位可益气补阳、温肾健脾、温通经络、调和气血、扶正祛邪，在治病康复，延年益寿方面有很好的作用，特别对调理胃肠道效果更为显著。

（一）选择体位

指导受术者采取仰卧位，推拿师站在受术者旁边。

（二）选择用品

根据需要选择艾条、艾炷、温灸器。艾条、艾炷应无霉变，不潮湿。准备好打火机或火柴等点火工具，以及治疗盘、弯盘、镊子、灭火管等辅助工具。

若采取间接灸要准备好生姜片，即用鲜姜切成直径 2~3cm、厚 0.4~0.6cm 的薄片，中间用针刺数个气孔。

（三）艾灸操作

腹部施灸穴位宜选择中脘穴、神阙穴、天枢穴、气海穴、关元穴等，为加强效果可配合足三里穴。可选用艾条灸法、艾炷灸法、温灸器灸法任意一种。

1. 艾条灸法

悬起灸法，即术者手持艾条，将艾条的一端点燃，直接悬于施灸部位之上，与之保持一定距离，使热力较为温和地作用于施灸部位。悬起灸法又分温和灸、回旋灸和雀啄灸，操作时三者可交替使用。常用艾条灸法灸中脘穴、神阙穴、天枢穴、气海穴、关元穴、足三里穴，每个穴位灸 5~10 分钟。

（1）温和灸：将艾条燃着端悬于施灸部位上距皮肤 2~3cm 处，灸至受术者有温热舒适无灼痛的感觉，且皮肤稍有红晕（图 5-24）。

（2）回旋灸：将艾条燃着端悬于施灸部位上距皮肤 2~3cm 处，

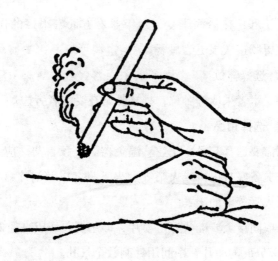

图 5 - 24　温和灸

平行往复回旋熏灸，使皮肤有温热感但不至于灼痛（图 5 - 25）。

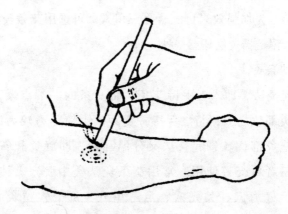

图 5 - 25　回旋灸

（3）雀啄灸：将艾条燃着端悬于施灸部位上距皮肤 2 ~ 3cm 处，对准穴位上下移动，使之像鸟雀啄食一样，一起一落，忽近忽远（图 5 - 26）。

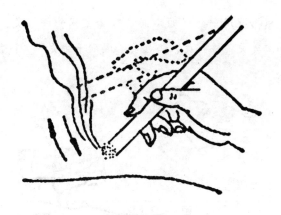

图 5 - 26 雀啄灸

2. 艾炷灸法

将准备好的生姜片放置穴位上，再把艾炷放在姜片上，点燃艾炷，艾炷燃烧至局部皮肤潮红、受术者有痛觉时，将间隔的生姜片稍许上提，使之离开皮肤片刻，旋即放下，再行灸治，反复进行。对刺激量需轻者，在艾炷燃烧至2/3时即移去艾炷，更换新的艾炷继续灸；若需刺激量重者，在艾炷燃烧至2/3时，术者可用手在施灸穴位的周围轻轻拍打或抓挠，以分散受术者注意力，减轻施灸时的痛苦，待艾炷燃尽，再更换新的艾炷继续灸。一般每穴灸5~7壮。在腹部常用间接灸法灸神阙穴、天枢穴、气海穴。

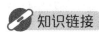知识链接

直接灸、间接灸

直接灸是将艾炷直接置放在穴位皮肤上施灸的一种方法，根据对皮肤刺激程度不同，又分为化脓灸法和非化脓灸法。

间接灸是在艾炷与皮肤之间垫隔适当的中药材后施灸的一

种方法，根据选用中药材的不同又分为不同的间接灸，常用的间接灸如隔姜灸、隔蒜灸、隔盐灸、隔附子饼灸等（图5-27）。

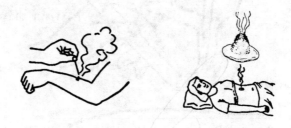

图5-27 艾炷灸法

3. 温灸器灸法

选用顶部带有固定艾条圆孔的灸架，将艾条点燃后插入灸架顶孔，将灸架放置在脐周固定好，可通过上下调节插入艾条的高度来调节艾灸温度，以受术者感到温热略烫可耐受为宜。一般灸10~40分钟。灸毕移去灸架，取出艾条并熄灭。

（四）艾灸后处理

施灸后，皮肤多有红晕灼热感，不需处理，可自行消失。

如对表皮基底层以上的皮肤组织造成灼伤，可能发生水肿或水泡。如水泡直径在1cm左右，一般不需任何处理，待其自行吸收即可；如水泡较大，可用消毒针刺破或剪开泡皮放出水泡内容物，并剪去泡皮，暴露被破坏的基底层，涂搽消炎膏药以防止感染。创面的无菌脓液不必清理，直至结痂自愈。灸泡皮肤可以在5~8天内结痂并自动脱落，愈后一般不留瘢痕。

（五）注意事项

1. 艾灸火力应先小后大，灸量先少后多，程度先轻后重，使受术者逐渐适应。

2. 受术者在精神紧张、大汗后、劳累后或饥饿时不适宜艾灸。

3. 注意防止艾灰脱落或艾炷倾倒而烫伤皮肤或烧坏衣被，尤其对幼儿更应认真守护观察，以免发生烫伤。

4. 艾条灸毕后，应将剩下的艾条套入灭火管内或将燃头浸入水中，彻底熄灭，防止再燃。如有绒灰脱落至床上，应清扫干净，以免复燃烧坏被褥等物品。

5. 注意晕灸现象的发生，晕灸的表现及处理同"晕推"。

第九节　背腰部养生康复技术

一、背腰部经脉分布

背腰部有督脉及足太阳膀胱经分布。督脉循行于背腰部正中线。膀胱经行于后正中线旁开 1.5 寸处；有一分支行于后正中线旁开 3 寸处，沿肩胛骨内侧缘下行。

二、背腰部康复推拿

背腰部有肺、心包、心、肝、胆、脾、胃、三焦、肾、大肠、小肠、膀胱之脏腑经气输注的重要腧穴，且"腰者，肾之府也"。故推拿背腰部可增强脏腑功能，补肾益精，达到强身健体的作用。另外，背腰部推拿还可祛风散寒、通经活络，能有效缓解背腰部肌肉酸痛和疲劳。

（一）选择体位

指导受术者采取俯卧位。

（二）推拿操作

1. 分推背腰部

推拿师位于受术者头顶的正前方，以双手掌置于受术者肩胛骨内侧，由内斜向外，自上而下，逐肋分推至腋中线。反复操作 5~8 遍。

动作要领：操作时以拇指与大鱼际用力为主。

2. 摇晃背腰部

推拿师立于一侧，一只手置于受术者肩胛部位，另一只手置于对侧的臀部外侧，相对交错用力晃动背腰部 1~2 分钟。

注意事项：晃动腰部时幅度不宜过大。

3. 弹拨夹脊穴

推拿师以双手拇指重叠从受术者大椎穴下沿脊柱旁自上而下弹拨夹脊穴。每侧 3~5 遍。

（1）动作要领：操作时，拇指下压吸定，虎口展开，其余手指自然放松置于对侧肌肉以扶持助力。下压至有酸胀感时，做横向拨动，状若弹拨琴弦。

（2）注意事项：两侧均向脊柱方向弹拨。

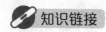 知识链接

拨法

拨法，又名弹拨法，属挤压类手法，是用拇指等部位按压并做与肌纤维、肌腱、韧带垂直的横向拨动的手法（图 5-28）。

4. 按揉足太阳膀胱经

推拿师以单掌或双掌重叠或用前臂自上而下按揉受术者脊柱两侧足太阳膀胱经 2~3 分钟。

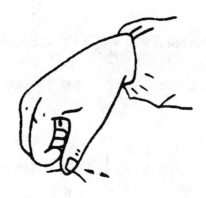

图 5 – 28 拨法

动作要领：用前臂揉时，以前臂尺侧肌肉丰厚处着力，手自然伸开，通过肩关节小幅环转发力，并借助上身前倾时的自身重力，在治疗部位回旋运动，并带动该处皮肤及皮下组织一起运动。

5. 擦背腰部

推拿师以手背近小指侧部分自上而下擦受术者背腰部 2 ~ 3 分钟。

注意事项：擦背腰部通常顺肌纤维走向或经络走向移动，不跨越棘突进行横向移动。

6. 叩击背腰部

推拿师以双手空拳自上而下叩击受术者背腰部 1 ~ 2 分钟。

（1）动作要领：操作时，推拿师手握空拳，拇指置于掌心，腕关节放松，以前臂主动用力，用下拳眼（小鱼际及屈曲的小指尺侧部）或拳心（鱼际、小鱼际、四指指背）捶打受术部位。

（2）注意事项：叩击腰部肾区时力度不宜过大。

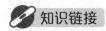
知识链接

叩法

叩法属叩击类手法，是以空拳或指掌尺侧叩击受术部位的手法。

7. 按揉肾俞

推拿师以双手拇指指腹分别按揉受术者肾俞穴，每次按揉10~15秒，按揉3~5遍。

8. 捏脊

推拿师以双手拇指与其余四指分别置于受术者第5腰椎两侧（或尾骶部），自下而上提捏肌肉至第7颈椎两侧。操作3~5遍。

注意事项：操作时，应以指腹提捏，不可用指端抓抠。

9. 擦命门

推拿师以单手掌置于受术者命门穴处迅速擦约30秒，以感觉温热为度。

（1）动作要领：操作时，腕关节伸直并保持一定的紧张度，手掌贴附于受术部位，稍用力下压，以肩关节和肘关节的联合屈伸动作，带动手掌做均匀的直线往返摩擦运动。

（2）注意事项：操作时推拿师应呼吸自然，不可屏气；如手掌直接接触皮肤，应配合使用少许介质，以保护皮肤，同时提高手法效果。

10. 擦八髎

推拿师以单手掌置于受术者腰骶部八髎穴处迅速擦1分钟。

11. 直推背腰部

推拿师以双手掌置于受术者肩胛内侧，自上而下直推至腰骶部。操作 3 ~ 5 遍。

（三）健康指导

1. 平时注意腰部功能锻炼，以加强腰肌力量。

2. 劳动、工作中应避免背腰部的不良姿势，并避免长时间固定于某一姿势。

3. 注意腰部保暖，避免感受风寒湿邪。

4. 防止背腰部急性损伤。

三、背腰部拔罐

背腰部有背俞穴等很多重要穴位，背腰部拔罐不仅能调节脏腑，有效改善五脏六腑的功能，提高机体抗病能力，还能通过疏通经络，促进血液循环，有效缓解背腰部酸痛和疲劳。

（一）选择体位

指导受术者采取俯卧位，充分暴露背腰部，局部肌肉宜舒展、松弛。

（二）选择器具

根据拟拔罐部位肌肉的丰厚程度及面积大小选择不同型号的质量合格的玻璃罐。准备好 95% 乙醇棉球、打火机或火柴、润滑剂（常用凡士林、医用甘油、液体石蜡或润肤霜等），以及治疗盘、弯盘、镊子等辅助工具。

（三）拔罐操作

背腰部拔罐，闪罐法、留罐法、走罐法、排罐法可结合运用。闪罐及留罐法已在颈肩部介绍，此处仅介绍走罐法及排罐法。

1. 走罐法

宜选用口径较大，罐口圆厚、平滑的玻璃罐，循足太阳膀胱经走罐。先于足太阳膀胱经区域涂上润滑剂，同时还可在罐口涂上油脂。将罐吸拔后，一只手握住罐体（罐前略抬起，罐后方着力），沿着足太阳膀胱经区域反复推拉，至走罐部位皮肤紫红为度。推罐时动作宜缓慢，用力应均匀，以防止火罐漏气脱落。

2. 排罐法

排罐，即沿某一经脉或某一肌束的体表位置成行排列，吸拔多个罐具。背腰部排罐，即沿着脊柱两侧足太阳膀胱经（背俞穴）从上向下吸拔两排玻璃罐。根据受术者身体状况可密排或疏排，另外，还可配合在督脉大椎穴吸拔一个口径略小的玻璃罐。留罐 5~20 分钟后起罐。

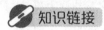 知识链接

刺络拔罐

刺络拔罐，指用皮肤针或三棱针、粗毫针等点刺出血，或三棱针挑治后，再行拔罐、留罐。起罐后用消毒棉球擦净血迹，挑刺部位用消毒敷料或创可贴贴护。

（四）注意事项

同颈肩部拔罐。

第十节　上肢部养生康复技术

一、上肢部经脉分布

上肢部有手三阴经、手三阳经分布。手三阴经循行于上肢

内侧：手太阴肺经循行于内侧前缘，手厥阴心包经循行于内侧中线，手少阴心经循行于内侧后缘。手三阳经循行于上肢外侧：手阳明大肠经循行于外侧前缘，手少阳三焦经循行于外侧中线，手太阳小肠经循行于外侧后缘。

二、上肢部康复推拿

上肢部是十二经脉中手三阴经、手三阳经的循行部位，推拿上肢部不仅能够起到调理相应脏腑功能的作用，还有通经活络、解痉止痛、滑利关节的功效，对缓解上肢酸痛，消除上肢疲劳有很好的效果。

（一）选择体位

指导受术者采取仰卧位，也可采取坐位。

（二）推拿操作

1. 推上肢

推拿师用手掌沿受术者上肢内侧从腕部向上直推至腋下，再沿上肢外侧从肩部向下直推至腕关节，各推5~8遍。

2. 拿揉上肢

推拿师拇指与其余四指相对用力，由肩部至腕部拿揉上肢肌肉。反复操作3~5遍。

3. 按揉腕关节

推拿师双手握住受术者一只手的大小鱼际，用双手拇指指腹交替按揉受术者腕关节1~2分钟。

4. 按揉上肢穴位

推拿师用拇指分别按揉曲池穴、手三里穴、内关穴、神门穴、合谷穴、劳宫穴，每穴按揉10~15秒。反复操作3~5遍。

5. 推揉掌心、手指

推拿师双手握住受术者手部，拇指放于其掌心，其余四指放于手背部，用拇指推揉掌心 1 ~ 2 分钟，然后推揉手指 3 ~ 5 遍。

6. 摇手腕

推拿师一只手握住受术者手腕部，另一只手手指与其手指交错，掌心相对，稍加拔伸，在保持一定牵拉力的状态下摇动受术者腕关节 1 分钟。

注意事项：摇转幅度由小到大，并控制在生理活动范围内，或以受术者能耐受为度。

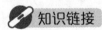 知识链接

摇法

运动关节类手法，是使关节做被动性活动的一类手法。摇法属运动关节类手法，是用一只手握住或夹住关节近端肢体，另一只手握住关节远端肢体，使关节做被动的环旋运动（图 5 - 29）。

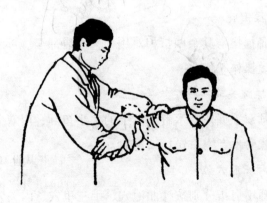

图 5 - 29　摇法

7. 捻勒手指

推拿师一只手握住受术者手掌,另一只手拇指和食指相对,先逐个捻搓受术者手指,然后用食指和中指夹住受术者手指,由指根向指尖迅速滑脱。反复操作3~5遍。

(1)动作要领:操作时,一只手握住其施术侧腕,另一只手先用拇、食二指螺纹面,或拇指螺纹面与屈曲的食指中节桡侧面着力,夹持住受术者手指来回搓揉,再用食指和中指依次夹住各指指根,向指尖急拉滑脱。

(2)注意事项:先捻揉各指,以放松肌筋。勒手指时,推拿师的食指和中指要与受术者手指贴实,急速地滑开。

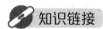 知识链接

捻法、勒法

捻法属挤压类手法,是用拇指、食指捏住一定部位做往返搓揉。勒法属运动关节类手法,是用屈曲的食、中两指紧夹手指(趾)根部,迅速滑出指(趾)端。

8. 抖动上肢

推拿师双手同时握住受术者一只手大、小鱼际部,在稍用力牵拉的基础上,做上下抖动1~2分钟。

(1)动作要领:操作时,上身略前俯,用双手握住受术者的腕部,将其上肢向前外侧抬起60°左右,稍带牵拉做连续、小幅度、频率较高的上下抖动,频率为200~250次/分。操作时,推拿师应呼吸自然,不可屏气。

(2)注意事项:抖动上肢操作结束时禁止猛然用力牵拉。习惯性肩关节脱位者禁用本法。

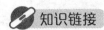 知识链接

抖法

抖法属振动类手法，是用双手或单手握住肢体远端，做小幅度快频率的连续上下抖动，使关节肌肉产生松动感（图 5-30）。

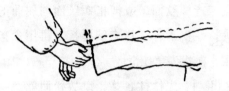

图 5-30　抖法

9. 摇肩关节

（1）动作要领：推拿师用一只手扶着受术者肘部，另一只手握住其手指，先顺时针后逆时针，环转摇动肩关节各 5~10 圈。

（2）注意事项：摇转幅度由小到大，并控制在生理活动范围内，或以受术者能耐受为度。

（三）健康指导

1. 劳逸结合，避免上肢长时间处于肌肉紧张状态，避免过度劳累。

2. 注意保暖，寒凉天气不要把上肢裸露在外，避免风寒之邪侵袭。

3. 注意上肢功能锻炼，以增强肌力。

4. 防止外伤。

三、上肢部康复刮痧

上肢部有心、肺、心包、小肠、大肠、三焦六条经脉循行，

经常刮拭上肢部能调节相应脏腑功能，防治头痛眩晕、高血压、心脏病等疾患。上肢部刮痧对缓解上肢疲劳、酸痛、麻木等也有良好效果。

（一）选择体位，清洁局部

指导受术者取仰靠坐位或仰卧位，上肢自然放于身体两侧，暴露上肢部的皮肤，刮痧师用热毛巾擦拭清洁。

（二）刮痧操作

1. 上肢部涂抹刮痧介质

刮痧师将刮痧介质均匀地涂在受术者上肢内、外两侧的皮肤上，用刮痧板的平面迅速摩擦要刮的部位，以受术者感到局部有热感为度。

2. 上肢外侧刮痧

（1）刮手阳明大肠经：从肩前端开始，沿上肢外侧前缘过肘部刮至腕部、食指桡侧处。用轻刮法刮拭 10～20 次为宜。

刮拭合谷穴、手三里穴、曲池穴：合谷穴长于清泻阳明之郁热，疏解面齿之风邪，通调头面之经络，是治疗热病发热及头面五官各种疾患之要穴；手三里穴可疏经通络、理肠通腑、理气止痛，多用于治疗手肘疼痛、腹痛、腹泻；曲池穴治疗肩肘关节疼痛、上肢瘫痪、高血压、荨麻疹、感冒发热、扁桃体炎效果良好。合谷穴多采用点压、按揉法刮拭；手三里穴用按揉、直线刮法或弹拨法效果为好；曲池穴用点压、按揉法时受术者屈肘成直角，直线刮拭时要平伸上臂。刮拭力量适中，以受术者能承受为度，各穴刮拭 8～10 次。

（2）刮手少阳三焦经：从肩后端开始，沿上肢外侧中间过肘部刮至腕部、无名指尺侧处。用轻刮法刮拭 10～20 次为宜

（图5-31）。

刮拭外关穴：外关穴有镇惊息风、通经活络的功效。刮拭外关穴，多采用点压、按揉或直线刮法，要求力量适中，以受术者能承受为度，操作8~10次。

（3）刮手太阳小肠经：从肩关节后侧腋后纹头处开始，沿上肢外侧后缘过肘部刮至腕部、小指尺侧处。用轻刮法刮拭10~20次为宜。

3. 上肢内侧刮痧

（1）刮手太阴肺经：从锁骨外端的中府穴开始，沿上肢内侧前缘过肘部刮至腕部、拇指桡侧处。用轻刮法刮拭10~20次为宜。

（2）刮手厥阴心包经：从上肢内侧中间过肘部刮至腕部、中指端。用轻刮法刮拭10~20次为宜（图5-31）。

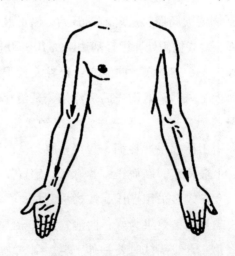

图5-31 上肢内、外侧刮痧

刮拭内关穴：内关穴缓急止痛、宁心安神、和胃降逆效果良好，是治疗心血管病的重要穴位。可循经直线刮拭10~20

次，或点压、按揉，力量适中，以受术者能承受为度。

（3）刮手少阴心经：从腋窝顶端开始，沿上肢内侧后缘过肘部刮至腕部、小指桡侧处。用轻刮法刮拭 10～20 次为宜。

刮拭神门穴：神门穴帮助入眠、补益心气、安定心神效果良好。刮拭神门穴多采用点压、按揉法，要求力量适中，以受术者能承受为度，刮拭 8～10 次。

（三）刮痧后处理

用干净纸巾或干毛巾清洁皮肤上残留的刮痧介质。让受术者饮一杯温开水，休息片刻。

（四）注意事项

1. 掌握好刮拭的力度、方向，避免损伤关节。

2. 关节红肿、积水者，局部不宜刮。

3. 皮肤局部红肿、溃破感染处不能刮。

4. 应避开肘关节内侧尺神经、腋窝大血管及骨骼突出处。

第十一节　下肢部养生康复技术

一、下肢部经脉分布

下肢部有足三阴经、足三阳经分布。足三阴经分布于下肢内侧：足太阴脾经循行于内侧前缘，足厥阴肝经循行于内侧中线，足少阴肾经循行于内侧后缘。在内踝上 8 寸以下，肝经走前缘，脾经走中线。足三阳经分布于下肢外侧：足阳明胃经循行于外侧前缘，足少阳胆经循行于外侧中线，足太阳膀胱经循行于外侧后缘。

二、下肢部康复推拿

下肢部是十二经脉中足三阴经、足三阳经的循行部位，推拿下肢部除能调节相应脏腑功能外，还能明显缓解下肢部疲劳、酸痛，缓解腓肠肌痉挛，滑利膝踝关节，还可预防坐骨神经痛、下肢肌肉劳损等病证。

（一）选择体位

指导受术者采取仰卧位（也可采取仰靠位）进行下肢前侧、内侧、外侧部推拿，下肢后侧部推拿时改换成俯卧位。

（二）推拿操作

1. 下肢前侧、内侧、外侧部推拿

（1）直推下肢前侧、内侧、外侧：推拿师以手掌紧贴受术者大腿根部，分别自大腿前面直推至足背，自股内侧直推至足弓，自大腿外侧直推至足外踝，各推3~5遍。

（2）拿揉下肢内侧、前侧、外侧：推拿师以双手拇指与其余四指分别着力于受术者下肢内侧、前侧、外侧，自上而下，各拿揉3~5遍。

（3）擦下肢前侧、内侧、外侧：推拿师一只手扶于受术者髋部，另一只手用手背近小指侧部分从其髋部擦至膝关节。反复操作3~5遍。

（4）拨膝眼：推拿师用拇指指腹着力于受术者内、外膝眼穴，向下施力按压并拨动，每穴各拨2~3次。

注意：拨法操作时用力不宜过大，向髌韧带方向弹拨。

（5）抱揉膝关节：推拿师双手抱住受术者膝关节两侧，交替揉动1~2分钟。

（6）按揉穴位：推拿师用拇指指腹分别按揉受术者血海穴、足三里穴、三阴交穴，每穴按揉 10～15 秒。反复操作 3～5 遍。

（7）弹拨足阳明胃经：推拿师用双手拇指指腹置受术者膝下足阳明胃经上，自上而下弹拨 3～5 遍。

（8）叩击下肢：推拿师用双手空拳或手掌侧面击打受术者大腿、小腿内外两侧 1～2 分钟。

（9）推摩足背：推拿师双手四指置于受术者足底，以双手拇指、大鱼际及掌根自受术者脚踝部推摩至足趾。反复 5～10 遍。

（10）摇踝关节：推拿师一只手托住受术者踝关节，一只手握住其足部，做踝关节背曲、背伸及顺、逆时针的环转摇动 1 分钟。

2. 下肢后侧部推拿

指导受术者采用俯卧位。

（1）推下肢：推拿师一只手扶在受术者臀部，另一只手掌面贴紧其下肢后部，由上向下直推至脚踝 5～8 遍。

（2）拿揉臀部及下肢后侧：推拿师以两手拇指与其余四指相对，自上而下拿揉受术者臀部及下肢后侧 3～5 遍，以臀部、大腿后侧及小腿后侧肌群为拿揉重点。

（3）擦臀部及下肢后侧：推拿师以手背近小指侧部分擦受术者臀部及下肢后侧 3～5 遍，臀部、大腿后侧及小腿后侧肌群应重点擦。

（4）按揉穴位：推拿师用肘尖或拇指指腹按揉受术者环跳、承扶、殷门、委中、承山等穴，每穴按揉 10～15 秒。反复操作 3～5 遍。

注意：按揉委中穴、承山穴时力度不宜过大，不宜用肘尖。

（5）叩击臀部及下肢后侧部：推拿师以双手空拳有节奏地叩击受术者臀部及下肢后侧部1~2分钟，力量稍重。

（6）按揉昆仑、太溪：推拿师将拇指和食指置于受术者昆仑穴、太溪穴，每次按揉10~15秒，操作3~5次。

（7）捻勒足趾：推拿师用拇指和食指相对，先逐个捻搓受术者足趾，然后用食指和中指夹住受术者足趾，由趾根向趾尖迅速滑脱。

（8）叩足跟：推拿师单手半握拳用小鱼际叩击受术者足跟10~15次。

（9）推足底：推拿师用单手掌快速推受术者足底3~5次。

（三）健康指导

1. 不要长时间站立不动。中年后，要适当控制登山、爬楼梯类运动，避免损伤膝关节。

2. 注意保暖，尤其是膝、踝关节，避免风寒之邪侵袭。

3. 注意适当的下肢功能锻炼，增强下肢力量。

4. 防止外伤。

三、下肢部康复刮痧

下肢部有肝、脾、肾、胆、胃、膀胱六条经脉循行，经常刮拭下肢部有调节相应脏腑功能的作用，还可缓解由椎间盘突出、坐骨神经痛、腰肌劳损等所引起的下肢麻木疼痛。

（一）选择体位，清洁局部

指导受术者取仰靠坐位或仰卧位，上肢自然放于身体两侧，暴露下肢部皮肤，刮痧师用热毛巾擦拭清洁。

（二）刮痧操作

1. 下肢部涂抹刮痧介质

先将刮痧介质均匀地涂在受术者下肢外侧的皮肤上，用刮痧板的平面迅速摩擦涂抹刮拭介质的皮肤，以受术者感到局部有热感为度。

2. 下肢外、后侧刮痧

以膝关节为界分上下两段分别刮拭（图 5 - 32）。

（1）刮足阳明胃经：从大腿外侧前缘近腹股沟处向下刮拭，经膝关节外侧、足三里穴、胫骨外侧至第 2 足趾处。用重刮法刮拭 15 ~ 20 次为宜。

刮拭足三里穴、丰隆穴：足三里穴是强身健体的要穴，有疏通经络、调和气血、健胃止痛的作用；丰隆穴祛痰化湿、健脾和胃效果良好。两穴均可采用直线重刮法，分别刮拭 20 ~ 30 次，也可采用点压、按揉法，刮拭力量以受术者能承受为度。

（2）刮足少阳胆经：指导受术者换成侧卧位。从髋关节外侧的环跳穴向下刮拭，循下肢外侧中间，经阳陵泉穴至第 4 足趾处。用重刮法刮拭 15 ~ 20 次为宜。

刮拭环跳穴、阳陵泉穴：环跳穴治疗坐骨神经痛、下肢麻痹、脑血管病后遗症、腰腿痛、髋关节及周围软组织疾病效果良好；阳陵泉穴善于舒筋通络。两穴均可采用直线刮法，每个穴位从上向下刮拭 15 ~ 20 次为宜，也可采用点压、按揉法，环跳穴还可采用弹拨法，刮拭力量以受术者能承受为度。

（3）刮足太阳膀胱经：指导受术者变换成俯卧位。将刮痧介质均匀地涂在下肢后侧的皮肤上，用刮痧板的平面迅速摩擦要刮的皮肤，受术者感到局部有热感后开始刮拭。

从臀横纹中点向下刮拭，循下肢后侧中间刮至足小趾处。用重刮法直线刮拭 15～20 次为宜。

刮拭委中穴、承山穴：委中穴对缓解背腰痛效果良好，承山穴为治疗腓肠肌痉挛的常用穴。可采用直线刮法，每个穴位刮 15～20 次为宜，也可采用点压、按揉法。委中穴还可采用拍打法，承山穴还可采用弹拨法。刮拭力量以受术者能承受为度。

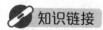知识链接

拍打法

拍打法又称击打法、叩击法。握住刮痧板一端，利用腕力或肘部关节的活动，使刮痧板另一端平面在体表上进行有规律地击打，速度均匀，力度和缓。此法宜用于腰背部、前臂、腘窝等部位。

3. 下肢内侧刮痧

以膝关节为界分上下两段分别刮拭（图 5-32）。

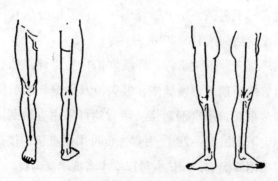

图 5-32　下肢部刮痧

（1）刮足太阴脾经：指导受术者变换为仰靠坐位或仰卧位。

将刮痧介质均匀地涂在下肢内侧的皮肤上，用刮痧板的平面迅速摩擦涂抹刮痧介质的皮肤，受术者感到局部有热感后开始刮拭。

从大腿内侧前缘向下刮拭，经血海穴、三阴交穴至足大趾内侧处。用重刮法刮拭 15～20 次为宜。

刮拭血海穴、三阴交穴：血海穴对月经不调、崩漏、经闭及胃痛、膝肿、乳痛均有理想的治疗效果；三阴交穴有健脾益气、调补肝肾的功效，能统调足三阴经所主治的疾患。两穴均可采用直线轻刮法刮拭 15～20 次，也可用点压、按揉法。

（2）刮足厥阴肝经：从大腿内侧根部，脾经之后向下刮拭至足大趾处。刮拭 15～20 次为宜。

（3）刮足少阴肾经：从腹股沟内侧端，沿下肢内侧后缘向下刮拭，经膝关节内后侧刮至足底涌泉穴处。刮拭 15～20 次为宜。

（三）刮痧后处理

用干净纸巾或干毛巾清洁皮肤上残留的刮痧介质。让受术者饮一杯温开水，休息片刻。

（四）注意事项

1. 下肢刮拭可分为膝上、膝下两段进行，由上向下刮拭。

2. 下肢常用重刮法直线刮拭，关节处应变换手法，避免损伤关节。

3. 下肢静脉曲张及浮肿者，宜采用逆刮法。

4. 关节内积液或关节红肿热痛时，局部不宜刮拭。

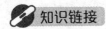 知识链接

逆刮法

递刮法指与常规的刮拭方向相反，从远心端开始向近心端方向刮拭。此法宜用于下肢静脉曲张、下肢浮肿患者或按常规方向刮痧效果不理想的部位。

主要参考文献

［1］章文春，郭海英．中医养生康复学［M］．北京：人民卫生出版社，2021.

［2］吕明．中医养生学［M］．北京：中国医药科技出版社，2021.

［3］郭建红，王俊磊．辟谷养生实践［M］．北京：中国中医药出版社，2022.

［4］章文春，邬健卫．中医运动养生学［M］．北京：中国中医药出版社，2022.

［5］梁繁荣．针灸推拿学［M］．北京：中国中医药出版社，2016.

［6］刘琳，郝庆芝．中医护理学［M］．北京：人民卫生出版社，2021.

［7］刘天君．当心理咨询遇上传统文化［M］．北京：中华书局，2019.

［8］刘天君，章文春．中医气功学［M］．北京：中国中医药出版社，2016.

［9］王盛才．常用药酒配方大全［M］．北京：化学工业出版社，2018.

［10］杨静娴．常见疾病药酒疗法［M］．北京：中国医药

科技出版社，2020.

[11] 周端，陈昕琳. 中医膏方学 [M]. 北京：中国中医药出版社，2019.

[12] 王绪前. 中医膏方大全 [M]. 北京：中国医药科技出版社，2016.

[13] 邓萍，赵吉超，章文春，等.《黄帝内经》气学说探析 [J]. 中华中医药杂志，2022，37（3）：1299－1302.

[14] 乔胜利，王莉，袁梦琳. 情志相胜疗法临床应用进展 [J]. 湖北中医杂志，2021，43（2）：60－63.

[15] 葛君丽，曹斌，丛丛，等. 中医情志疗法在心系疾病中的应用概述 [J]. 山东中医杂志，2021，40（8）：890－894.

[16] 李雄. 简论"祝由" [J]. 中华中医药杂志，2020，35（3）：1065－1071.

[17] 成郅潼，蒋筱. 中医五音疗法研究进展 [J]. 中国民间疗法，2022，30（3）：122－125.

[18] 万秋，罗睿. 中医五音疗法的临床研究概况 [J]. 中国民族民间医药，2021，30（12）：82－85.

[19] 宗文静，赵凯维，张玉辉，等.《黄帝内经》饮食养生理论研究 [J]. 中国中医基础医学杂志，2022，28（8）：1210－1212，1295.

[20] 孙传菊. 中医膏方的沿革、制备工艺及其临床应用研究 [J]. 中华中医药杂志，2020，35（6）：3163－3165.

[21] 周吉昇. 临方膏方的制备 [J]. 中医临床研究，2017，9（4）：46－47.

[22] 赵婷，国大亮，刘洋，等. 药酒的制备与应用研究

[J]．现代食品，2019，(18)：96 – 99.

[23] 周然，柴智，樊慧杰，等．药酒的历史沿革及现代发展与应用 [J]．中医杂志，2017，58 (23)：1989 – 1993.

[24] 周冰，冯帆，汪卫东．低阻抗意念导入疗法的想象体验技术研究现状 [J]．北京中医药，2017，36 (8)：765 – 767.